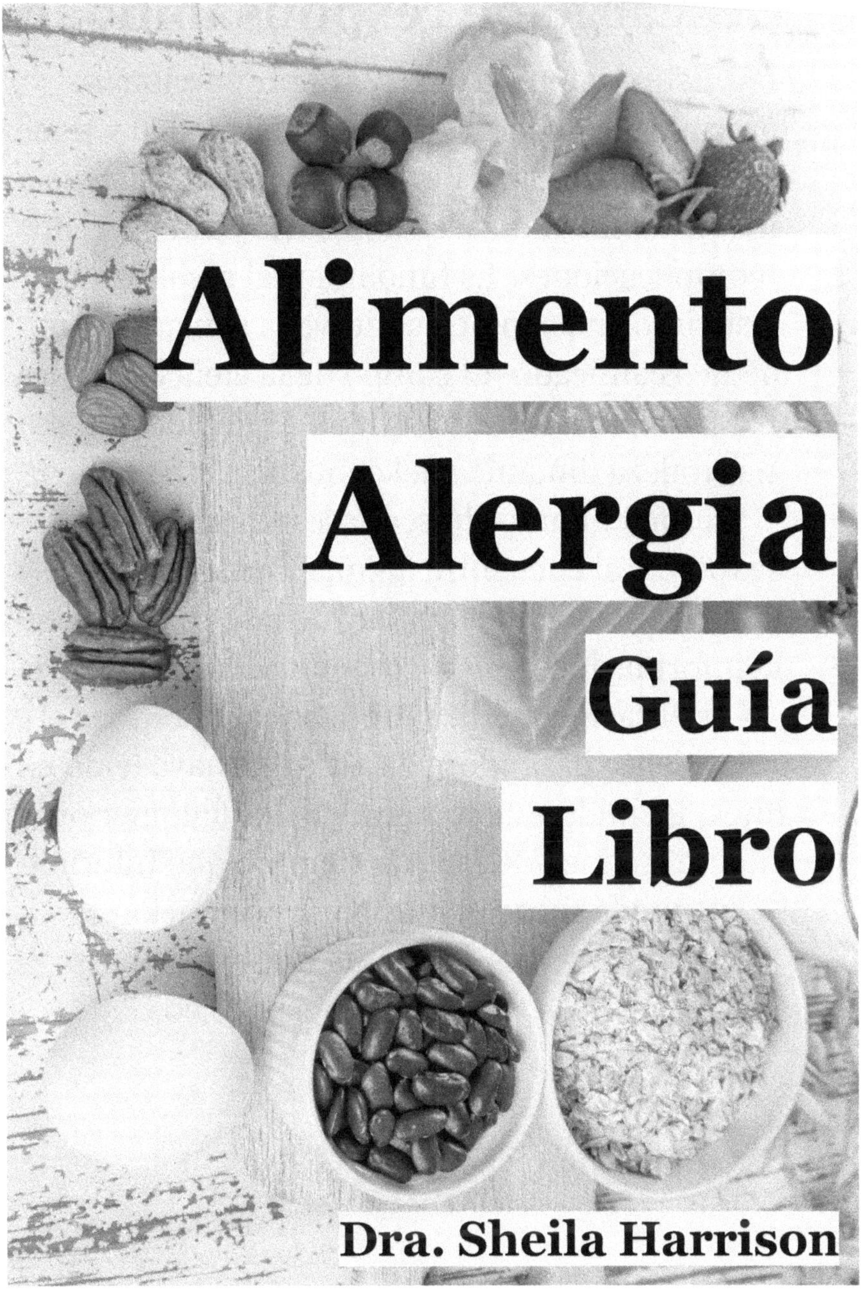

Alimento Alergia Guía Libro

Dra. Sheila Harrison

Descargo de responsabilidad

Este contenido sirve para proporcionar información general sobre la enfermedad y tiene como objetivo capacitarlo para buscar asistencia médica inmediata si es necesario para prevenir complicaciones. Es fundamental recalcar que esta información no sustituye la consulta a un médico calificado. El campo de la ciencia médica evoluciona continuamente y, debido a la naturaleza dinámica del conocimiento médico, recomendamos buscar asesoramiento de expertos si encuentra alguna inconsistencia o tiene la intención de tomar medidas basadas en la información de este contenido. Nunca ignore la orientación médica profesional ni retrase el tratamiento basándose en algo que haya leído en línea, incluido este material, o de cualquier otra fuente en línea. Recuerda siempre que Internet no puede curarte; más bien, la curación se produce a través de la guía de profesionales médicos y la providencia de Dios.

Tabla de contenidos

Descripción general

Alergias en España - Estadísticas y hechos

Las alergias surgen cuando un individuo es extremadamente sensible a un desencadenante ambiental, lo que lleva a su sistema inmunológico a interpretar erróneamente el desencadenante como peligroso y, en consecuencia, reaccionar de forma exagerada. La gravedad de los síntomas de la alergia varía, pero los más comunes incluyen secreción nasal, ojos llorosos o picazón, estornudos, sarpullido, hinchazón y dificultad para respirar. Las alergias típicas incluyen látex, polen, polvo, mascotas y gatos, diversos alimentos y medicamentos y picaduras de insectos.

Un estudio de la población española muestra que cerca de 795.000 niños padecen alergias. En España, el 11,4% de los niños menores de 14 años padecen alergias, principalmente alimentarias. Teniendo en cuenta que en España hay alrededor de seis millones de personas menores de 14 años, en resumen, este estudio demuestra una prevalencia de alergia alimentaria en una población no seleccionada del 14% en adultos y del 20,8% en niños, y alergia alimentaria confirmada en 9,1%.

En España las alergias más comunes son a las proteínas de la leche de vaca, al huevo, al pescado, el marisco, a las legumbres, especialmente lentejas y soja, y a los cereales. En Estados Unidos, en cambio, son los cacahuetes.

Sección 1
Alergias

Su cuerpo reacciona con alergias a cosas típicamente inofensivas. La gravedad de los síntomas de la alergia varía de leve a mortal. Entre los tratamientos se encuentran antihistamínicos, descongestionantes, esteroides nasales, medicamentos para el asma e inmunoterapia.

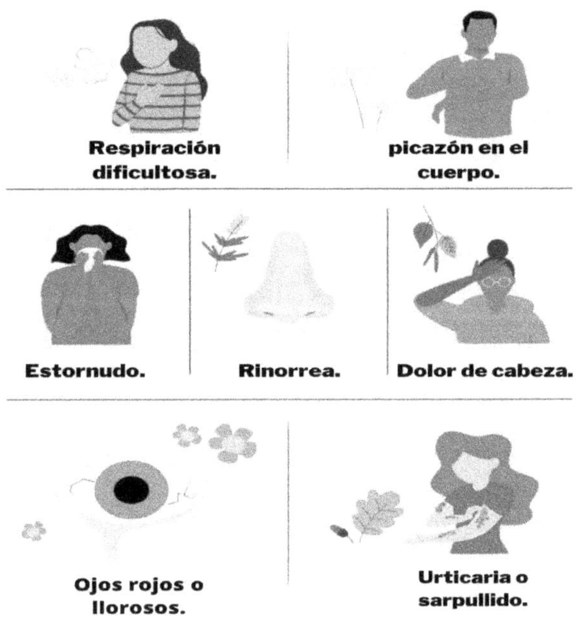

Cuando se expone a algunas sustancias químicas extrañas, las alergias hacen que su sistema inmunológico responda.

La respuesta de su cuerpo a una proteína desconocida es una alergia. Estas proteínas, a menudo conocidas como alérgenos, suelen ser seguras. El mecanismo de defensa de su cuerpo, o sistema inmunológico, reacciona exageradamente a la presencia de una proteína en su cuerpo si usted es alérgico a ella.

Una reacción alérgica

Su cuerpo reacciona a un alérgeno mediante una reacción alérgica.

Cuando usted es alérgico, su cuerpo produce inmunoglobulina E (IgE) en respuesta a la exposición inicial a ese alérgeno. Su sistema inmunológico produce IgE formando anticuerpos.

Los anticuerpos que contienen IgE se adhieren a los mastocitos, también conocidos como células alérgicas, que se encuentran en la piel, el tracto respiratorio y las vías respiratorias. También se adhieren a la membrana mucosa que se encuentra en los órganos huecos que conectan la boca con el ano (tracto gastrointestinal o gastrointestinal).

Los mastocitos, también conocidos como células alérgicas, es donde los anticuerpos absorben los alérgenos y luego se conectan a un receptor específico para ayudar a eliminarlos del cuerpo. Como resultado, las células alérgicas liberan histamina. Sus síntomas alérgicos son provocados por la histamina.

Causas de las alergias

La reacción de su sistema inmunológico a un material extraño o una proteína desencadena el desarrollo de alergias.

Prevalencia de alergias

Tener alergias es bastante común. En España, las reacciones alérgicas afectan a alrededor de 25 millones de personas anualmente. Se sitúan como la tercera causa más frecuente de enfermedad crónica en España

Candidatos para la alergia

Las alergias pueden afectar a cualquiera. Es más probable que tengas o desarrolles alergias si tus padres biológicos tienen alergias.

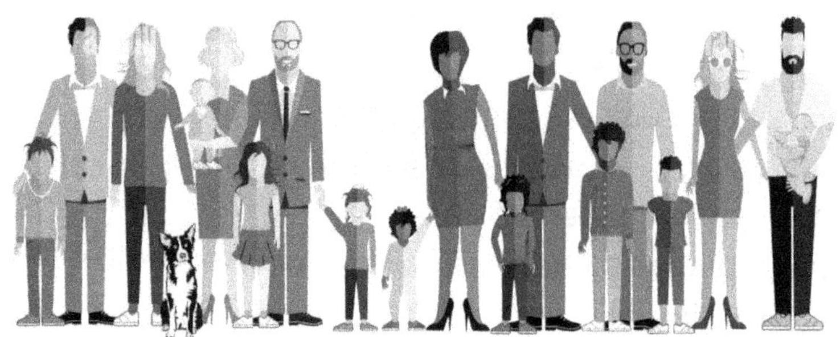

Tipos, síntomas y causas comunes de alergias

Las alergias más comunes incluyen:

☑ Algunos alimentos

Cuando su cuerpo reacciona a un alimento en particular, libera un anticuerpo específico que causa alergias alimentarias. A los pocos minutos de consumir la comida, se desarrolla una reacción alérgica con síntomas potencialmente graves. Los posibles síntomas incluyen:

➢ Experimenta prurito generalizado o picazón en todo el cuerpo.

➢ El prurito localizado se refiere a la picazón en solo un área específica del cuerpo.

➢ Náuseas y vómitos.

➢ Urticaria.

➢ Hinchazón en el área alrededor de la boca, que abarca la lengua, el cuello o la cara.

La anafilaxia es otro síntoma que puede tener si tiene una alergia alimentaria mediada por IgE. Cualquiera de los síntomas antes mencionados o una combinación de ellos puede ser la forma en que se manifiesta. Después de consumir un alimento al que eres alérgico, esto suele ocurrir en 30 minutos.

Las alergias alimentarias más frecuentes entre los adultos son:

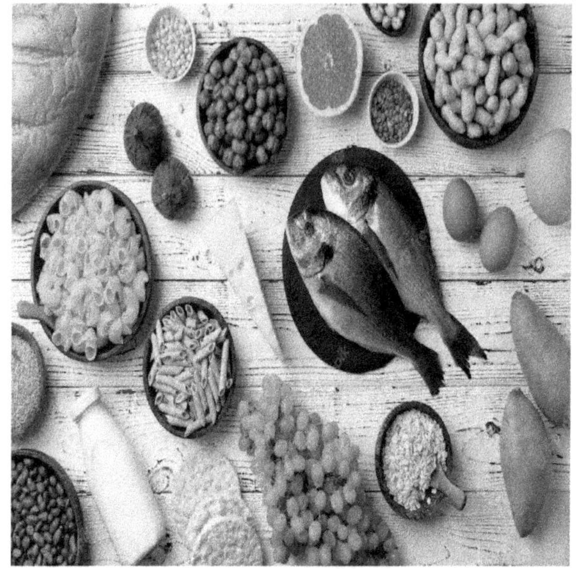

- 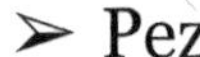 Leche.
- ➢ Huevos.
- ➢ Trigo.
- ➢ soja
- ➢ Miseria.
- ➢ Nueces de árbol.
- ➢ Mariscos.
- ➢ Pez

Las alergias alimentarias más típicas en los niños son:

- ➢ Leche.
- ➢ Huevos.
- ➢ Trigo.
- ➢ Soja.
- ➢ Miseria
- ➢ Nueces de árbol.

☑ inhalantes

Las alergias causadas por sustancias químicas inhaladas se conocen como alergias a inhalantes.

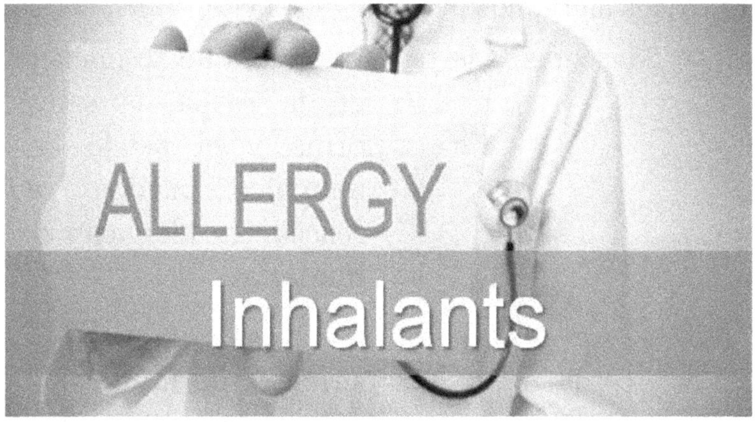

Estos incluyen alérgenos estacionales y perennes, que pueden afectarle durante todo el año.

Los síntomas de una alergia a inhalantes incluyen:

- ➢ Rinorrea.
- ➢ Congestión nasal.
- ➢ Picazón en la nariz.
- ➢ Estornudos.
- ➢ Ojos que pican.
- ➢ Ojos llorosos.

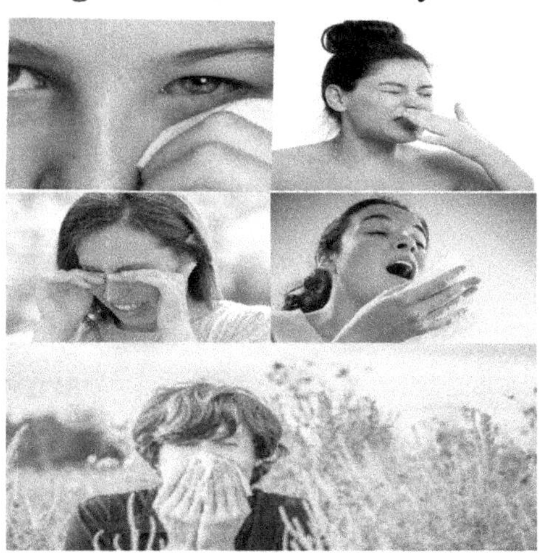

Las alergias a inhalantes tienen el potencial de precipitar o exacerbar las sibilancias y la disnea en personas con asma.

Entre los alérgenos perennes se encuentran:

> Mascotas: Ciertas proteínas que se encuentran 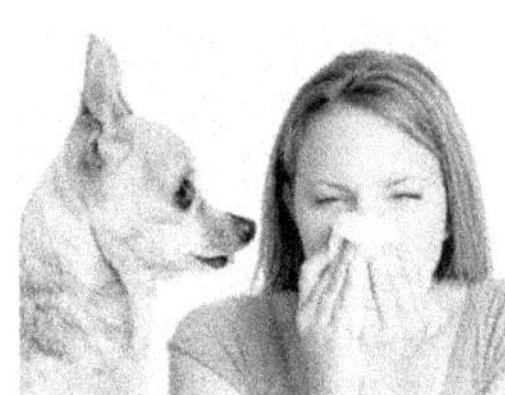 en la caspa, la saliva, la orina y el pelaje de los animales pueden causar reacciones alérgicas en los humanos.

> Ácaros del polvo: parientes de las arañas con ocho patas, los ácaros del 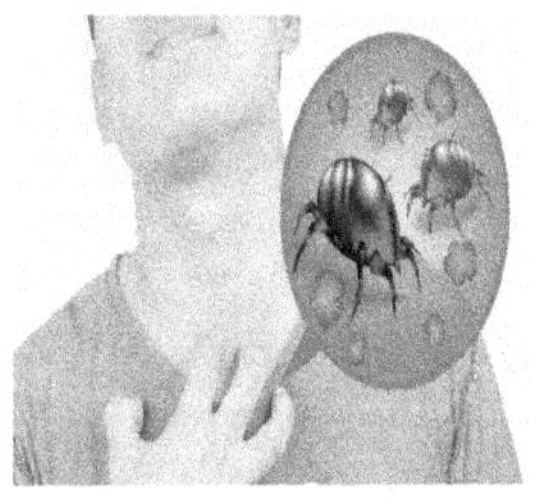 polvo son pequeños. Su tamaño es demasiado pequeño para que tus ojos lo vean. Se encuentran en las fibras de almohadas, colchones, alfombras y tapizados, así como en el polvo.

> Cucarachas: de 1,5 a 2 pulgadas (pulgadas) de largo, las cucarachas son 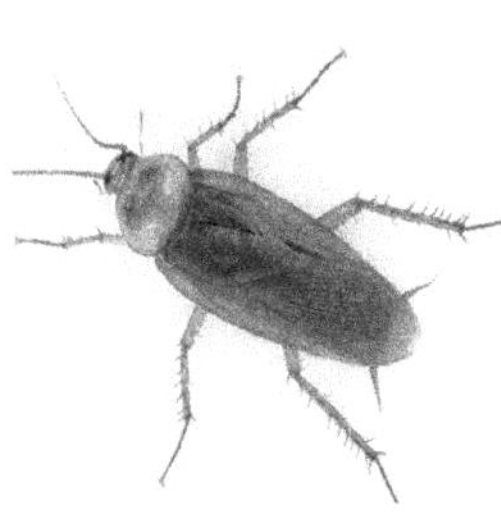 insectos de color marrón rojizo. Su saliva, huevos, partes de cadáveres y excrementos contienen proteínas que pueden desencadenar reacciones alérgicas en las personas.

➢ Mohos: Un moho es un tipo pequeño de hongo.

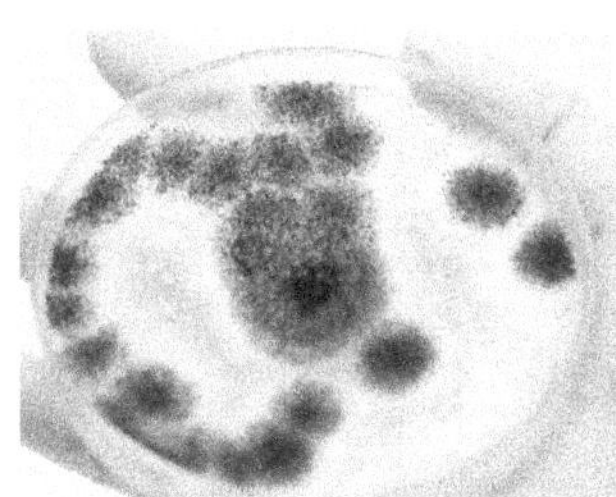

Sus esporas se encuentran en el aire y se parecen al polen. Aspergillus, Cladosporium y Alternaria son alergias comunes al moho.

El polen es un tipo de alergia estacional. El polen son partículas finas parecidas al polvo que flotan en el aire o aparecen en las superficies como pequeños granos de hierba, árboles o malezas. El polen de las malas hierbas suele aparecer en otoño, pero el polen de los árboles suele aparecer en primavera.

☑ **Medicamentos**

Las alergias pueden ocurrir después de tomar algunos medicamentos. Los medicamentos pueden ser recetados, de venta libre (OTC) o a base de hierbas.

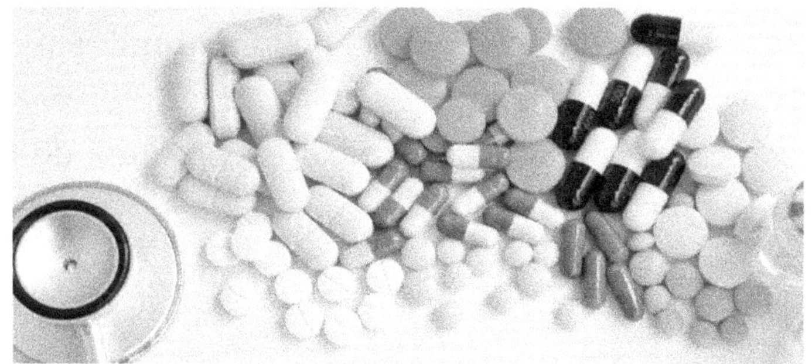

Los medicamentos que con frecuencia inducen alergias incluyen:

➢ Antibióticos.

- ➢ Medicamentos antiinflamatorios no esteroides (AINE).
- ➢ Insulina.
- ➢ Medicamentos de quimioterapia.

Los síntomas incluyen:
- ➢ Erupción.
- ➢ Urticaria.
- ➢ Picor.
- ➢ Falta de aliento.
- ➢ Hinchazón.

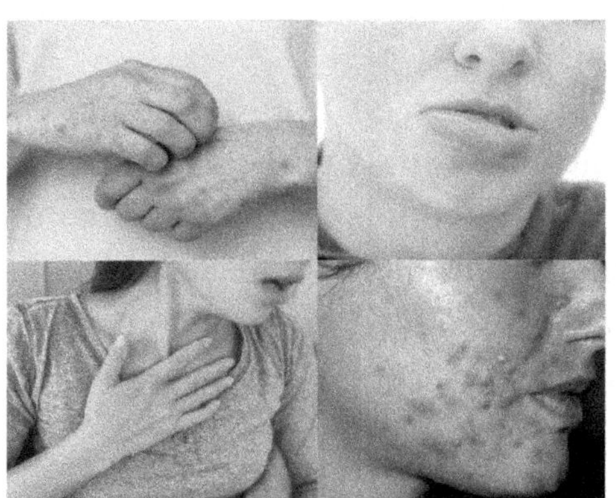

☑ Látex

Las alergias al látex de caucho natural surgen del contacto repetido.

Los productos típicos fabricados con látex de caucho natural incluyen:
- ➢ Guantes de goma.
- ➢ Globos.
- ➢ Condones.
- ➢ Vendajes.
- ➢ Pelotas de goma.

La irritación de la piel, a menudo conocida como dermatitis de contacto, es la respuesta más frecuente al látex. Aparece como una erupción en la piel donde el látex entró en contacto. Podría aparecer minutos después de entrar en contacto con el látex.

Otros síntomas pueden incluir:

➤ Urticaria.

➤ Rinorrea.

➤ Picazón en la nariz.

➤ Respiración dificultosa.

☑Venenos/insectos que pican

El veneno es un veneno que los insectos que pican son capaces de inyectar. Una reacción alérgica puede resultar del veneno de un insecto.

Los insectos que pican más frecuentemente y que son responsables de respuestas alérgicas son los siguientes:

➤ Abejas.

➤ Las hormigas de fuego.

➤ Avispones.

➤ Avispas.

➤ Chaquetas amarillas.

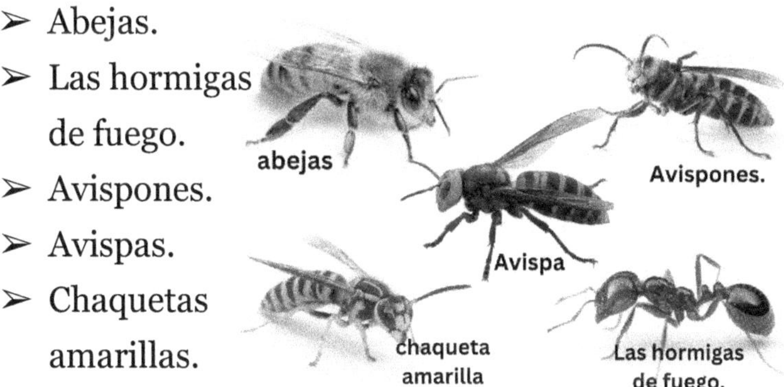

La anafilaxia es consistente con los síntomas del veneno. Podrían consistir en:

> ➤ Dificultad para respirar.
> ➤ Urticaria.
> ➤ Hinchazón en la boca, garganta o cara.
> ➤ Falta de aire.
> ➤ Dificultad al tragar.
> ➤ Latidos rápidos.
> ➤ Aturdimiento.
> ➤ Una disminución de la presión arterial.

¿La fiebre puede deberse a una alergia?

No, las alergias no pueden provocar fiebre.

¿Se pueden propagar las alergias?

Las alergias no son transmisibles. Sus alergias no se pueden transferir a otra persona.

Ahora, damas y caballeros, debido a que la "Alergia alimentaria" es el único tema de interés en este estudio, abróchense el cinturón mientras profundizamos en el tema.

Sección 2

Alergias a los alimentos(Tema en cuestion)

Cuando su cuerpo reacciona de forma exagerada a las proteínas de determinados alimentos o cuando responde inmunológicamente a ciertos alimentos, se producen alergias alimentarias. Alergia es el término utilizado para describir esta respuesta excesiva. Las alergias alimentarias que se encuentran con frecuencia incluyen las de la leche, los huevos, el maní, los mariscos, el pescado, la soja, los frutos secos y el trigo. Evitar los alimentos que causan la alergia es la mejor manera de tratarla. Visite la sala de emergencias o llame al 911 si experimenta signos graves de una reacción alérgica, como hinchazón en la garganta.

Tipos de alergias alimentarias

Cualquier tipo de alimento puede provocar alergia.

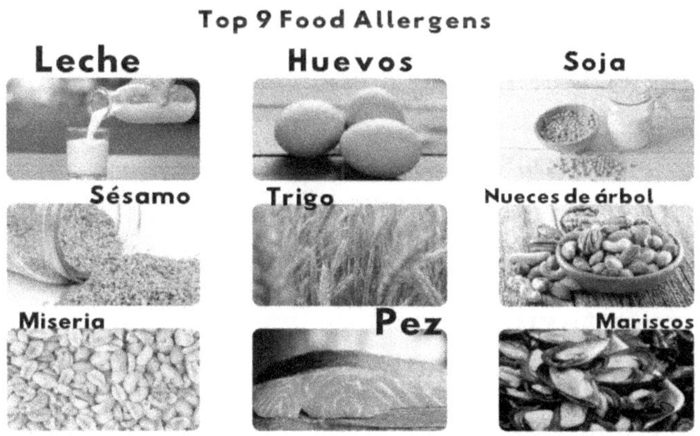

Aproximadamente el 90% de todas las alergias alimentarias son causadas por nueve grupos de alimentos diferentes, que analizaremos en detalle y describiremos claramente la mejor manera de evitarlos. Estos Alimentos son:

- ☑ Leche.
- ☑ Huevos.
- ☑ Sojas.
- ☑ Sésamo.
- ☐ Trigo
- ☑ Maní.
- ☑ Arbol de nuez.
- ☑ Pez.
- ☑ Mariscos

¿Qué tan frecuentes son las alergias a ciertos alimentos?

Los estadounidenses afectados suman más de 50 millones con alergias alimentarias. Los adultos que son alérgicos a los alimentos tienen el 4% de ellos. Hasta el 6% de los niños tienen alergia alimentaria.

¿Cómo interactúan mi cuerpo y las alergias alimentarias?

El sistema inmunológico reconoce y elimina bacterias y virus peligrosos. Cuando se produce una alergia alimentaria, el sistema inmunológico interpreta incorrectamente una proteína de la dieta como peligrosa. Al entrar en contacto con esa proteína se produce una reacción alérgica.

¿Las intolerancias alimentarias y las alergias son lo mismo?

Las intolerancias alimentarias y las alergias son dos cosas diferentes. Su sistema inmunológico reacciona a los alérgenos. Tener una alergia puede ser fatal.

Su sistema digestivo responde a las intolerancias alimentarias. Si tiene intolerancia a un alimento, es posible que pueda consumir cantidades modestas sin desarrollar ningún síntoma. Aunque pueden resultar inconvenientes, las intolerancias no suelen ser perjudiciales.

Síntomas y causas

Causas de las alergias alimentarias.

Por lo general, las alergias alimentarias son hereditarias. Puede ser más susceptible a una alergia alimentaria si también padece otros trastornos alérgicos como fiebre del heno o eczema. Además, si tienes asma, eres más susceptible a sufrir alergias alimentarias.

Síntomas de alergias alimentarias.

Las alergias alimentarias suelen manifestarse dos horas después de una comida. Las alergias a algunos alimentos pueden causar síntomas de leves a graves. Cuando tienes una respuesta alérgica, puedes sentirte así:

> Erupción en la piel o urticaria.

> Hinchazón en los párpados o labios.

> Hinchazón de la lengua, picazón en la boca y la garganta.

> Dificultades para tragar y voz ronca.

> Falta de aire, sibilancias o tos.

> Vómitos, diarrea y dolor abdominal.

> Perder el conocimiento o sentirse mareado.

¿Las alergias alimentarias causan algún síntoma que sea potencialmente fatal?

La anafilaxia es la respuesta alérgica más grave a una comida. Una reacción alérgica que progresa rápidamente y pone al cuerpo en shock se llama anafilaxia. Respirar puede volverse difícil o imposible. En ausencia de intervención médica, la anafilaxia puede ser fatal.

Diagnóstico y pruebas

Diagnóstico de alergias alimentarias.

Cuando se ingiere un desencadenante, las alergias alimentarias producen síntomas comparables en todo momento. Un profesional médico podría consultarle para diagnosticar:

➤ Cuánto tiempo tarda en empezar a experimentar los síntomas.

➤ Qué comiste y qué cantidad de un determinado alimento desencadenante.

➤ Qué síntomas tienes y cuánto duran.

Diagnóstico de alergias alimentarias mediante pruebas

Los médicos alergólogos/inmunólogos pueden realizar una prueba cutánea para confirmar una sospecha de alergia alimentaria.

Al realizar una prueba cutánea, su profesional médico:

➤ Aplique una pequeña cantidad de diversos alérgenos (sustancias que causan alergias) en la espalda o los brazos.

➤ Crea pequeños rasguños o pinchazos en los alérgenos.

➤ Después de que las pruebas hayan estado realizadas durante 15 minutos, mida su respuesta a los alérgenos.

Una alergia está indicada por áreas de la piel que se enrojecen y pican. Para saber a qué es alérgico, su profesional de la salud utiliza esta información.

RAST significa análisis de sangre radioalergosorbente, que también puede utilizar su profesional sanitario.

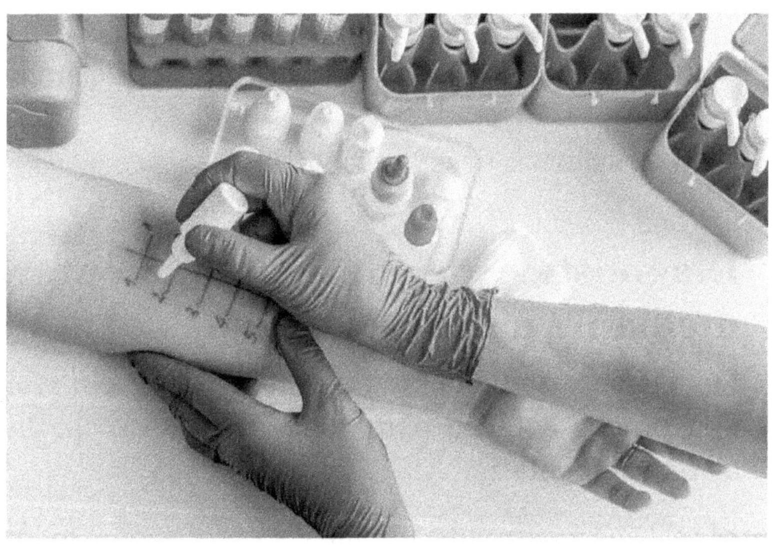

Una prueba de anticuerpos específicos para alergias (RAST) mide la cantidad de anticuerpos específicos para alérgenos en la sangre. Algunos anticuerpos pueden estar elevados en presencia de una alergia.

Manejo y tratamiento

Opciones de tratamiento para las alergias alimentarias

Tener a mano medicamentos de emergencia, como autoinyectores de epinefrina, en caso de una ingesta y reacción inadvertidas, es el mejor curso de acción cuando conoce los alimentos a los que es alérgico.

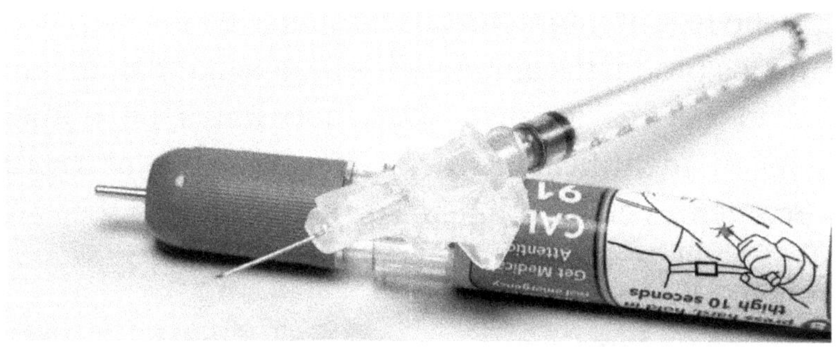

Después de usar un autoinyector de epinefrina, es fundamental recibir atención médica de emergencia inmediatamente después. También se recomienda que use una identificación de alerta médica que indique claramente su sensibilidad dietética.

Su profesional de la salud puede recetarle medicamentos que disminuyan los síntomas de su respuesta alérgica. Estos medicamentos consisten en:

- **Epinefrina** (como EpiPen® o Auvi-Q), un medicamento de emergencia que salva vidas y comienza a revertir los síntomas anafilácticos de inmediato.

- **antihistamínicos,** los medicamentos que alivian la congestión o la irritación.

- **corticosteroides** para reducir la hinchazón si tiene una reacción alérgica grave.

Evitar los desencadenantes de las alergias alimentarias

Debe leer atentamente las etiquetas de los ingredientes de los productos alimenticios para evitar comer aquello a lo que es alérgico. Los fabricantes de alimentos deben identificar las ocho alergias alimentarias más frecuentes en las etiquetas de los productos.

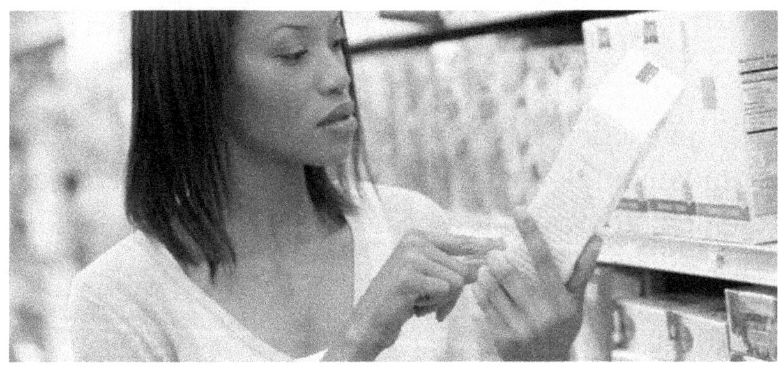

Algunas etiquetas emplean advertencias como "hecho en equipo compartido" o "puede contener". Hable con su médico si tiene alguna pregunta sobre qué alimentos debe y no debe comer.

Prevención de alergias alimentarias

Prevención de alergias alimentarias

No se conoce ninguna forma de prevenir las alergias alimentarias en adultos. En los bebés, la lactancia materna durante los primeros seis meses de vida puede prevenir la alergia a la leche.

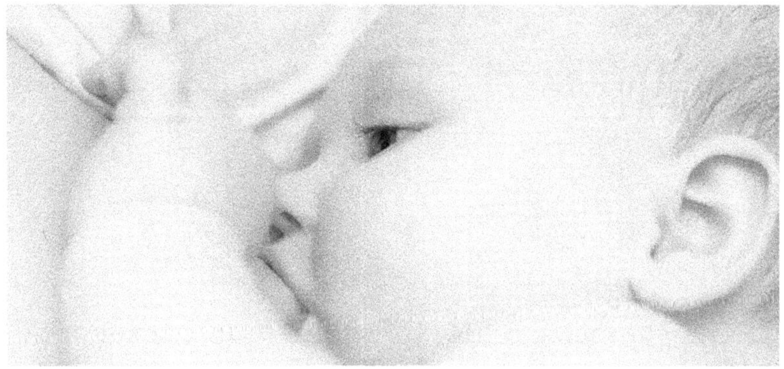

La introducción temprana en la dieta de alimentos altamente alergénicos como la proteína de maní y los huevos también puede tener un efecto preventivo. Hable con su proveedor de atención médica.

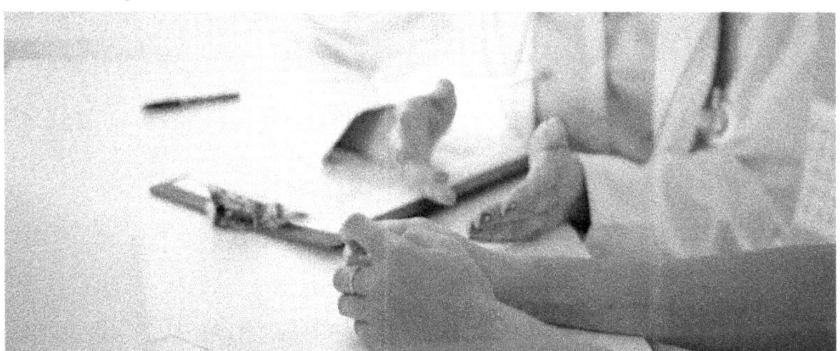

Pronóstico

¿Cómo les irá en el futuro a quienes tienen alergias alimentarias?

Una alergia alimentaria no tiene por qué impedirle estar sano. Es imperativo evitar alimentos y productos químicos que desencadenen reacciones alérgicas si tiene alergia alimentaria.

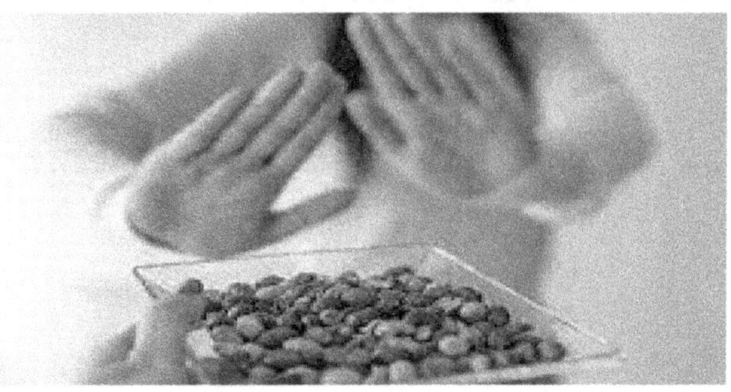

Para compensar los nutrientes que haya perdido al evitar los alimentos desencadenantes, es posible que también necesite tomar un suplemento dietético. Antes de comenzar un nuevo régimen dietético, consulte a un dietista o a su profesional de la salud.

Cuándo consultar a su proveedor de atención médica por una alergia alimentaria

Consulte a un profesional de la salud para obtener un diagnóstico y tratamiento si el consumo de un determinado alimento genera síntomas incómodos.

¿Cuándo debo ir a urgencias?

En el En ausencia de intervención médica, las reacciones alérgicas pueden ser fatales. Llame al 911 o visite la sala de emergencias si encuentra:

> Problemas respiratorios.

> Constricción del pecho.

> Urticaria que cubre todo el cuerpo.

> Hormigueo en labios, manos o pies.

> Hinchazón de la garganta que limita la respiración.

Cuando su cuerpo reacciona inmunológicamente involuntariamente a determinados alimentos, puede provocar alergias alimentarias. Una reacción alérgica, también conocida como respuesta inmunológica, puede provocar una serie de síntomas como dificultad para respirar, hinchazón o urticaria. La anafilaxia es una reacción potencialmente fatal que puede ocurrir en circunstancias extremas. La mejor manera de controlar su alergia es mantenerse alejado de los alimentos específicos que ha identificado como alérgenos. Los farmacéuticos pueden recomendar medicamentos para tratar las alergias y revertir los síntomas de la anafilaxia.

Seccion 3

Los 9 tipos de alergias alimentarias más comunes.

Las alergias pueden ser causadas por muchos alimentos, aunque algunos son más frecuentes que otros. Las proteínas (alérgenos) en nueve alimentos diferentes (leche, soja, huevos, trigo, maní, nueces, pescado, mariscos y sésamo) están relacionadas con aproximadamente el 90% de todas las alergias alimentarias graves.

Dado que estos alimentos suelen ser componentes de otros alimentos, es necesario hacer un esfuerzo para evitarlos, lo que incluye leer atentamente las etiquetas y tomar precauciones adicionales. Aun así, en ocasiones las exposiciones pueden producirse de forma no intencionada.

En este estudio se incluye todo lo que necesita saber sobre las alergias alimentarias más frecuentes. También incluye una lista de artículos y alimentos específicos que debe evitar si tiene estas sensibilidades.

Alergia a la leche

Para los recién nacidos y los niños pequeños, las alergias a la leche de vaca son las alergias alimentarias más frecuentes. Las alergias a la leche se encuentran entre las alergias alimentarias más frecuentes en los adultos, a pesar de que la mayoría de los niños eventualmente las superan.

Un pequeño porcentaje de niños menores de tres años tiene alergia a la leche (alrededor del 2,5 por ciento).

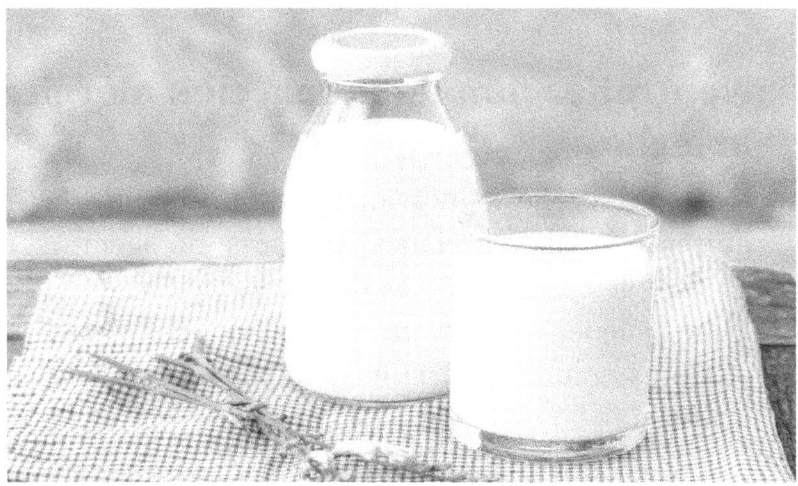

Aproximadamente el 70% de los niños alérgicos a la leche de vaca toleran la leche de vaca horneada. Dos En términos generales, la leche de vaca horneada es simplemente leche tostada a alta temperatura, lo que descompone las proteínas que causan alergias a la leche de vaca. Es posible que los niños pequeños que pueden consumir leche horneada sin experimentar una reacción alérgica pero que son alérgicos a la leche fresca superen su alergia a la leche antes que aquellos que experimentan una reacción alérgica a la leche horneada.3

Cuando una persona con alergia a la leche entra en contacto con la leche, ciertos anticuerpos IgE producidos por su sistema inmunológico se adhieren a las proteínas de la leche. Esto activa el sistema inmunológico de la persona, lo que resulta en una variedad de síntomas de reacción que van desde menores hasta graves.

Neutralización de la reacción alérgica a la leche

Existen diferencias individuales en la alergia a la leche de vaca y las reacciones alérgicas no siempre son predecibles. Los síntomas de una reacción alérgica a la leche pueden variar en gravedad, desde síntomas menores como urticaria hasta otros más graves como anafilaxia.

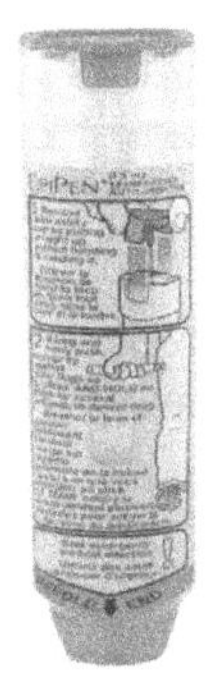

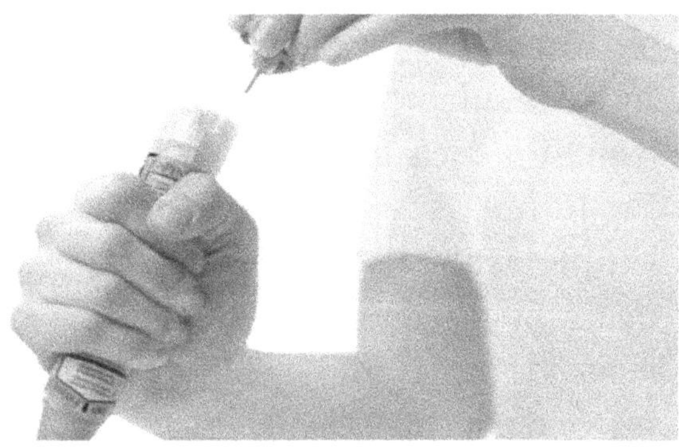

Lleve consigo un kit de inyección de epinefrina en todo momento si tiene alergia a la leche. La terapia principal para la anafilaxia es la epinefrina.

Abstenerse de comer alimentos que puedan incluir leche (a continuación se muestran algunos)

Es fundamental mantenerse alejado de la leche de vaca y de los alimentos que la contienen si quiere evitar tener una reacción. Antes de consumir cualquier cosa que no hayas cocinado tú mismo, revisa siempre las etiquetas de los alimentos e infórmate sobre los ingredientes.

Si tiene alergia a la leche de vaca, su médico podría recomendarle que también se mantenga alejado de la leche de otros animales domésticos. Por ejemplo, la proteína de la leche de cabra es extremadamente similar a la de la leche de vaca y puede reaccionar en personas con alergias a la leche.

Según la ley federal, los alimentos envasados que se venden en los Estados Unidos deben indicar los ocho alérgenos principales en un inglés claro, ya sea en la lista de ingredientes o en una declaración separada que dice "Contiene" en el empaque. Esto incluye la leche. Esto simplifica la determinación de si un alimento contiene leche.

En términos generales, los ingredientes aparecen en el paquete en el orden en que aparecen con mayor frecuencia en el producto. Asegúrese de que la leche, o un producto que contenga leche, esté especificada como tercer ingrediente o más adelante en la lista para las personas que evitan la leche horneada. En caso de duda, manténgase alejado.

Manténgase alejado de cualquier cosa que contenga leche o cualquiera de los siguientes ingredientes:

Queso	Suero de la leche	Caseína
hidrolizado de caseína	Caseinatos (en todas sus formas)	Sólidos de leche agria
Requesón	Crema	Cuajada
Natilla	ghee	Mitad y mitad
Tagatos	Yogur	lactoferrina
lactoglobulina	Lactosa	lactulosa
Simplesse®	Pudín	Recaldent®
caseína de cuajo	Hidrolizado de proteína de leche	Hidrolizado de proteína de suero
Cultivo iniciador de ácido láctico	Hidrolizado de proteína de suero	Suero (en todas sus formas)
Crema agria, sólidos de crema agria	Lactoalbúmina, fosfato de lactoalbúmina.	Mantequilla, grasa de mantequilla, aceite de

		mantequilla, ácido de mantequilla, éster(es) de mantequilla
Muchos restaurantes ponen mantequilla en los filetes a la parrilla para darles más sabor. No puedes ver la mantequilla después de que se derrita.	Leche (en todas sus formas, incluida la leche condensada, derivada, seca, evaporada, de cabra y de otros animales, baja en grasa, malteada, sin grasa, sin grasa, en polvo, proteica, desnatada, sólida, entera)	Algunos medicamentos (p. ej., psyllium, Advairdiscos, Floventdiscos, algunos probióticos) contienen proteína de la leche.

Otras posibles fuentes de leche:

Margarina	Chocolate	Nisín
	Turrón	sorberto
Sabor a mantequilla artificial	Productos horneados y postres.	caramelos de caramelo

Atún, ya que algunas marcas contienen caseína.	Cultivo iniciador de ácido láctico y otros cultivos bacterianos.	Aperitivos (por ejemplo, patatas fritas, galletas saladas, pretzels)
Cultivo iniciador de ácido láctico y otros cultivos bacterianos.	Alimentos para el desayuno (por ejemplo, cereales, panqueques, gofres)	Productos no lácteos, ya que muchos contienen caseína.
Productos básicos de despensa (por ejemplo, panes, pastas, tortillas) A veces, los mariscos se sumergen en leche para reducir el olor a pescado. Haga preguntas al comprar mariscos.	Carnes frías, salchichas y salchichas, que pueden utilizar la caseína de la proteína de la leche como aglutinante. Además, las cortadoras de fiambres se utilizan a menudo tanto para productos cárnicos como para productos de queso, lo que provoca contacto cruzado.	Algunas bebidas especiales (por ejemplo, batidos, café con leche) elaboradas con sustitutos de la leche (es decir, productos lácteos a base de soja, nueces o arroz) se fabrican en equipos compartidos con la leche.

Nota: Si bien la proteína de la leche puede aparecer en lugares inesperados, los alérgenos no siempre están presentes en estos alimentos y productos. Una vez más, si alguna vez no tiene claros los ingredientes de un producto, lea las etiquetas de los alimentos y haga preguntas.

¿Desaparecerá alguna vez la alergia de mi hijo a la leche?

Hasta el 75% de los niños eventualmente superan la alergia a la leche.5 Los niños con niveles elevados de anticuerpos contra la leche de vaca en la sangre tienen más probabilidades de continuar teniendo la alergia.

Su alergólogo puede evaluar si es probable que un niño con alergia a la leche la supere con el uso de análisis de sangre que evalúan estos anticuerpos.

Con el tiempo, consumir formas horneadas de leche de vaca puede ayudar a promover la tolerancia o la remisión de la alergia. Antes de realizar un desafío de leche horneada en casa, asegúrese de discutir los desafíos formales con su médico.

Alergia al huevo

Las alergias a los huevos de gallina se encuentran entre las más frecuentes en los bebés y en la primera infancia, pero son menos comunes en niños mayores y adultos.

Según los expertos, hasta el 2% de los niños padecen alergia al huevo.

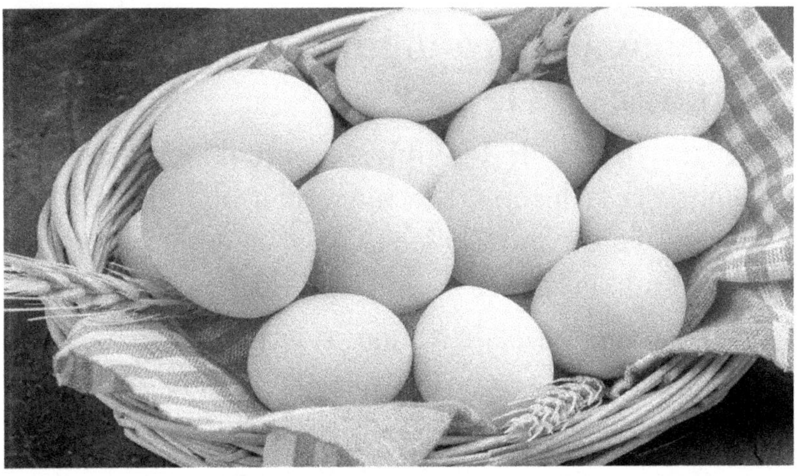

La mayoría de los niños eventualmente superan su alergia al huevo (71% a la edad de 6 años), mientras que algunas personas tienen alergia al huevo por el resto de su vida.

Las proteínas del huevo se unen a ciertos anticuerpos IgE producidos por el sistema inmunológico de una persona que tiene alergia al huevo. Esto activa el sistema inmunológico de la persona, lo que resulta en una variedad de síntomas de reacción que van desde menores hasta graves.

Aproximadamente el 70% de los niños con alergia al huevo toleran un huevo horneado. Dos La proteína que causa la alergia al huevo se altera al calentarla. Con el tiempo, se puede desarrollar tolerancia a la alergia al huevo o puede resolverse con el consumo seguro y regular de productos de huevo horneado.3 Consulte a su alergólogo antes de probar productos horneados hechos con huevos en casa.

Reacción alérgica neutralizante al huevo

Desde síntomas menores como urticaria hasta síntomas graves como anafilaxia, existen muchos tipos diferentes de reacciones alérgicas al huevo. Incluso cantidades mínimas de huevo pueden provocar una reacción alérgica, que puede ser impredecible.

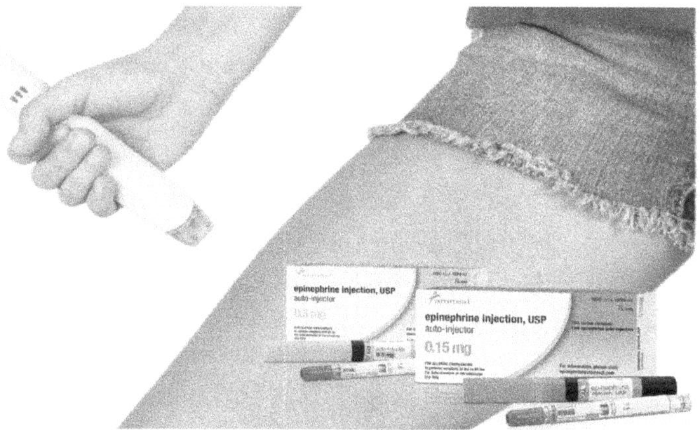

Si es alérgico a los huevos, lleve consigo un kit de inyección de epinefrina en todo momento. La terapia principal para la anafilaxia es la epinefrina.

Abstenerse de comer alimentos que puedan incluir huevo (a continuación se muestran algunos)

Debe mantenerse alejado de los huevos y los productos a base de huevo si desea detener una reacción. Antes de consumir alimentos que no haya cocinado personalmente, revise siempre las etiquetas y pregunte sobre los ingredientes.

Las alergias al huevo suelen ser causadas por ciertas proteínas que se encuentran en las claras de los huevos. Debes abstenerte totalmente de comer huevos si tienes alergia al huevo, incluidas la yema y la clara. No es posible separar completamente la clara de la yema del huevo, incluso si no eres alérgico a las proteínas que se encuentran en las yemas de huevo. El peligro del contacto cruzado nunca desaparece.

Si es alérgico a los huevos de gallina, su médico podría recomendarle que también se mantenga alejado de los huevos de otros animales domésticos. Puede producirse una reacción cruzada con los huevos puestos por patos, gansos, pavos y codornices.

El huevo, que figura en un lenguaje sencillo en la lista de ingredientes o en una declaración separada "Contiene" en el empaque, es uno de los ocho alérgenos principales que la ley federal debe divulgar en los alimentos envasados vendidos en los Estados Unidos. Esto simplifica la determinación de si un alimento contiene huevos.

Manténgase alejado de alimentos que incluyan huevos o cualquiera de los siguientes:

apovitelina	Avidina globulina
Huevo (seco, en polvo, sólido, clara, yema) Ponche de huevo	Albúmina (también escrita albúmina)
lisozima	Mayonesa
ovoalbúmina	ovomucoide
Ovomucina	Ovovitelina
Surimi	vitelino
Merengue (merengue en polvo)	

A veces los huevos se encuentran en lo siguiente:

Papas fritas	galletas saladas	holandesa
sustitutos del huevo	Turrón	Mazapán
Malvaviscos	Lecitina	Helado, natillas, sorbete
Alimentos para el desayuno (por ejemplo,	Panes (pueden estar cubiertos con huevo batido)	Adornos o rellenos para pasteles (por

panqueques, gofres)		ejemplo, crema de mantequilla, glaseado, mousse)
Productos horneados (aunque algunas personas pueden tolerar estos alimentos; consulte con su alergólogo)	Pretzels (a veces cubiertos con huevo batido antes de sumergirlos en sal)	Soufflé Bebidas de café de especialidad y bebidas de bar (se pueden usar huevos en la espuma o topping)
aderezos para ensaladas	Tortillas	

Pasta: El huevo es un componente de la mayoría de las pastas cocidas producidas comercialmente, incluidas las que se incluyen en comidas preparadas como la sopa. La mayoría de las pastas secas en cajas no incluyen huevos. Sin embargo, algunas variedades de pasta pueden prepararse utilizando maquinaria que también manipula artículos que contienen huevos. A veces los huevos no se utilizan en la pasta fresca. Antes de consumir cualquier pasta, lee la etiqueta o consulta sobre los ingredientes.

Si bien la proteína del huevo puede aparecer en lugares inesperados, los alérgenos no siempre están presentes en estas comidas y productos. Una vez más, si alguna vez no tiene claros los ingredientes de un producto, lea las etiquetas de los alimentos y haga preguntas.

¿Desaparecerá alguna vez la alergia de mi hijo a los huevos?

El consumo de huevos cocidos puede eventualmente ayudar a que la alergia se resuelva o se vuelva más tolerable. Antes de intentar un desafío formal con huevos horneados en casa, asegúrese de comentarlo con su médico.

Alergia al maní

En niños menores de 18 años, la alergia al maní es la alergia alimentaria más frecuente; en adultos, ocupa el tercer lugar. Sólo el 20% de los niños con alergia al maní finalmente superan sus alergias, lo que generalmente es una condición de por vida.

Cuando una persona alérgica al maní está expuesta al maní, ciertos anticuerpos IgE producidos por su sistema inmunológico se adhieren a las proteínas del maní. Después de la administración oral de proteína de maní, que activa el sistema inmunológico, una persona puede experimentar síntomas de respuesta de leves a graves.

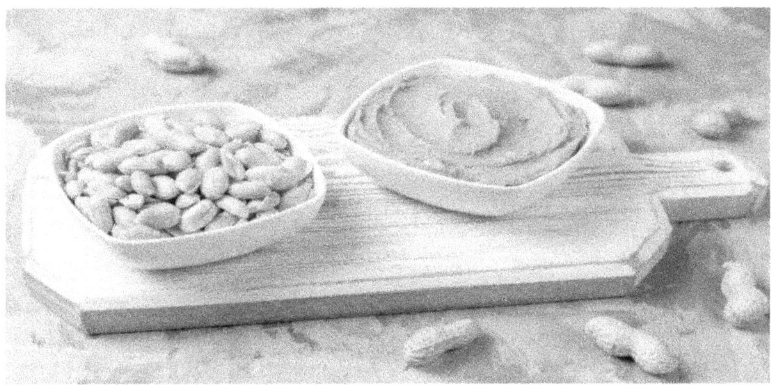

La única alergia alimentaria para la cual la Administración de Alimentos y Medicamentos de España. ha aprobado un medicamento Palforzia es la alergia al maní. Aunque no están aprobados por la FDA, actualmente se están empleando otros planes de tratamiento, como la inmunoterapia oral con maní, para aumentar la tolerancia de una persona a la proteína del maní.

Los frutos secos (almendras, anacardos, pistachos, nueces, pecanas y otros) no son lo mismo que el maní. Las nueces de árbol crecen en los árboles. Aproximadamente el 40% de los niños que tienen alergia a los frutos secos también tienen alergia al maní.[2] Como miembros de la familia de las leguminosas, el maní se cultiva bajo tierra. Los frijoles, los guisantes, las lentejas y la soja son algunos otros tipos de legumbres. No existe correlación entre tener alergia al maní y una mayor probabilidad de tener alergia a otra leguminosa. No obstante, las personas con alergia al maní también pueden tener alergia al lupino, que es otra leguminosa utilizada frecuentemente en la cocina vegana.

Neutralización de la reacción alérgica al maní

Una reacción alérgica grave (anafilaxia) que involucre al maní puede ser fatal. Incluso una exposición mínima al maní puede provocar una reacción alérgica grave, ya que las reacciones alérgicas a menudo son imprevistas.

Si el área afectada entra en contacto con los ojos, la nariz o la boca, puede causar problemas y es menos probable que provoque una reacción grave. Los niños alérgicos al maní pueden experimentar una reacción alérgica, por ejemplo, si se manchan los dedos con mantequilla de maní y se la frotan en los ojos.

Si tiene alergia al maní, lleve consigo un dispositivo de inyección de epinefrina en todo momento. La epinefrina es el tratamiento de primera línea para la anafilaxia.

Abstenerse de comer alimentos que puedan incluir maní (a continuación se muestran algunos)

Es fundamental que se mantenga alejado del maní y de productos derivados del maní si desea detener una reacción. Para determinar los ingredientes de los productos de maní, lea siempre las etiquetas de los alimentos.

En los procesos de fabricación y servicio, los cacahuetes y los frutos secos entran frecuentemente en contacto entre sí, lo que aumenta el riesgo de sufrir una reacción alérgica. Hable con su alergólogo sobre si también necesita mantenerse alejado de los frutos secos.

Según la ley federal, los alimentos envasados que se venden en los Estados Unidos deben indicar los ocho alérgenos principales en un inglés claro, ya sea en la lista de ingredientes o en una declaración separada que dice "Contiene" en el empaque. Esto incluye maní. Esto simplifica la determinación de si un alimento contiene maní.

Manténgase alejado de cualquier cosa que contenga maní o cualquiera de los siguientes ingredientes:

nueces molidas	nueces de cerveza	nueces artificiales
Nueces mixtas	nueces de mono	Trozos de nuez
Mantequilla de maní	Harina de maní	Carne de frutos secos o harina de

		frutos secos
Hidrolizado de proteína de maní	Aceite de arachis (otro nombre del aceite de maní)*	Aceite de maní prensado en frío, expulsado o extruido*
Un estudio mostró una gran posibilidad de reacción cruzada entre el maní y esta leguminosa, a diferencia de otras legumbres.	Altramuz (o chocho), que se está convirtiendo en un sustituto común de la harina en los alimentos sin gluten.	Mandelonas (cacahuetes remojados en aroma de almendras)

No es necesario designar el aceite de maní altamente refinado como alergénico. Según los estudios, la mayoría de las personas alérgicas al maní pueden consumir este tipo de aceite de maní de manera segura. Busque consejo de su médico sobre cómo evitar el aceite de maní altamente refinado si tiene alergia al maní.

Evite los aceites de maní prensados en frío, extruidos o extruidos, también conocidos como aceites de maní gourmet, si tiene alergia al maní. Es posible que estos aceites menos procesados contienen pequeñas cantidades de proteína de maní.

Otras posibles fuentes de maní

Sorprendentemente, hay cacahuetes por todas partes. Aunque es posible que ciertos alimentos y productos no siempre contengan alergias, es recomendable tener precaución.

Cuando coma algo que no haya preparado personalmente, no olvide leer las etiquetas de los ingredientes y hacer preguntas. No consuma ningún alimento si no está seguro de sus ingredientes.

Incluso con platos sin maní, existe un peligro importante de contaminación cruzada al consumir platos de restaurantes africanos, asiáticos (particularmente chinos, indios, indonesios, tailandeses y vietnamitas) y mexicanos.

Algunas mantequillas de nueces alternativas, como la mantequilla de nueces de soja o la mantequilla de semillas de girasol, se elaboran con maquinaria que también procesa maní y otros frutos secos.

Antes de consumir estos productos póngase en contacto con el fabricante.

Chile	Rollos de huevo	Granola
Helados	Mazapán	Turrón
Panqueques	Alimentos para mascotas	Mezcla de frutos secos
salsa para enchiladas	Glaseados y adobos	pizzas especiales
Granos (como el cereal Muesli)	Salsas como salsa de chile, salsa picante, pesto,	Semillas de girasol (que a menudo se producen en

	salsa gravy, salsa de mole y aderezos para ensaladas	equipos compartidos con maní)
Dulces como pudines, galletas, productos horneados, tartas y chocolate caliente.	Productos alimenticios vegetarianos, especialmente aquellos que se anuncian como sustitutos de la carne.	

Además, el abono, que es útil como fertilizante para el césped, ocasionalmente contiene cáscaras o cáscaras de maní. Para ayudarle a tomar una decisión informada, averigüe si el contratista que está considerando contratar utiliza cáscaras de maní en su abono antes de contratarlo.

Alergia a la soja

Alrededor del 0,4% de los recién nacidos en los Estados Unidos sufren alergia a la soya, que es más común en niños más pequeños que en niños mayores. La mayoría de los jóvenes eventualmente superan su alergia a la soya, mientras que algunas personas nunca se recuperan completamente de su alergia.

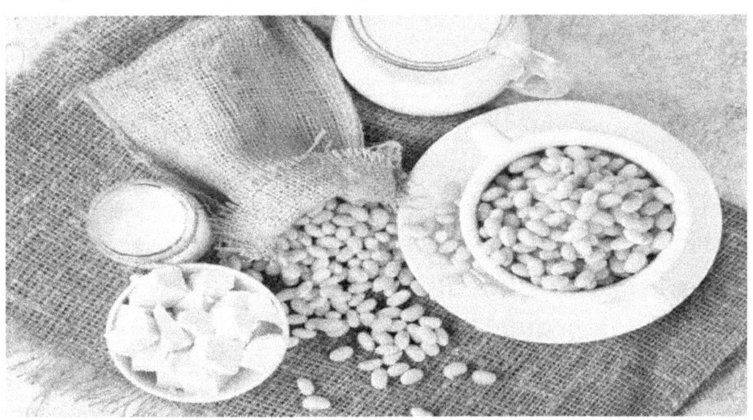

Cuando una persona con alergia a la soja entra en contacto con la soja, ciertos anticuerpos IgE producidos por su sistema inmunológico se adhieren a las proteínas de la soja. Esto activa el sistema inmunológico de la persona, lo que resulta en una variedad de síntomas de reacción que van desde menores hasta graves.

La familia de las legumbres incluye la soja. Las legumbres incluyen maní, lentejas, frijoles y guisantes. Aunque las personas con alergia al maní rara vez experimentan reacciones a la soya, no ocurre lo contrario. Según un estudio, hasta el 88% de los pacientes con alergia a la soja tenían alergia al maní o eran muy sensibles al maní. Cuando se trata de alérgenos importantes como maní, nueces, huevos, leche y sésamo, las personas con alergia a la soya tenían más probabilidades de ser alérgicas o estar sensibilizadas a ellos que a las legumbres sin maní como frijoles, guisantes y lentejas.

Neutralización de la reacción alérgica a la soja

Aunque la mayoría de las reacciones alérgicas a la soja son leves, todas pueden ser inesperadas. Es posible que se produzcan reacciones graves y, en ocasiones, mortales, aunque son poco frecuentes (obtenga más información sobre la anafilaxia).

Lleve consigo un kit de inyección de epinefrina en todo momento si es alérgico a la soja. La principal línea de tratamiento para la anafilaxia es la epinefrina.

Abstenerse de comer alimentos que puedan incluir soja (a continuación se muestran algunos)

Debe mantenerse alejado de la soja y los productos derivados de la soja si desea evitar una reacción. Antes de consumir cualquier cosa que no hayas cocinado tú mismo, revisa siempre las etiquetas de los alimentos e infórmate sobre los ingredientes.

Aunque los estadounidenses rara vez comen soja sola, con frecuencia la emplean en alimentos procesados. Una dieta desequilibrada puede surgir por excluir todos esos alimentos. Un nutricionista puede ayudar a planificar una nutrición adecuada.

Dentro de la lista de ingredientes o en una declaración separada "Contiene" en el empaque, la ley federal exige que los alimentos envasados vendidos en los Estados Unidos declaren los ocho alérgenos principales en lenguaje sencillo, incluida la soja. Esto simplifica la determinación de si un alimento contiene soja. Nota: La mayoría de los pacientes alérgicos a la soja pueden tolerar la lecitina de soja, aunque no está excluida de la FALCPA. Tampoco suele evitarse en una dieta de eliminación de soja.

Manténgase alejado de cualquier cosa que contenga soja o cualquiera de los siguientes ingredientes:

edamame	Miso	Nato
Medio	Shoyu	Soja
Soy sauce	Tamari	tempeh
Soja (cuajada, gránulos)	Proteína vegetal texturizada (TVP)	tofu
Aceite de soja prensado en frío, expulsado o extruido*	Proteína de soja (concentrada, hidrolizada, aislada)	Soy (soy albumin, soy cheese, soy fiber, soy flour, soy grits, soy ice cream, soy milk, soy nuts, soy sprouts, soy yogurt)

No es necesaria una etiqueta de alérgenos para el aceite de soja altamente refinado. Los estudios indican que la mayoría de las personas alérgicas a la soja pueden consumir de forma segura lecitina de soja y aceite de soja altamente refinado. Consulte con su médico si debe evitar la lecitina o el aceite de soja si tiene alergia a la soja.

Cualquier persona alérgica a la soja debe evitar los aceites de soja prensados en frío, acelerados o extruidos, también conocidos como aceites de soja gourmet. Es posible que haya pequeñas cantidades de proteína de soja en algunos productos mínimamente refinados.

Un número creciente de opciones veganas y vegetarianas, en línea con la tendencia hacia dietas basadas en plantas, utilizan la soja como sustituto de la carne para dar a sus productos una sensación equivalente. ¡Verifica la etiqueta en todo momento!

Los siguientes productos incluyen ocasionalmente soja:

Goma vegetal	Almidón vegetal	Caldo de vegetales
Cocina asiática (incluida la china, india, indonesia, tailandesa y vietnamita): incluso si pide un producto sin soya, existe un alto riesgo de contacto cruzado.	Granos preparados con soja (por ejemplo, cereales, panes, patatas fritas, galletas saladas, pasta, arroz, tortillas y arroz)	

Algunas fuentes inesperadas de soja y productos de soja

productos horneados	Cereales	Galletas
galletas saladas	Alimentos para mascotas	Salsas
Salchichas	tempeh	Fórmulas infantiles
Jabones y cremas hidratantes	Carnes procesadas	Mantequilla de maní baja en grasa
Atún y carne enlatados	Caldos y sopas enlatados	
Barritas y snacks energéticos ricos en proteínas	Productos lácteos (por ejemplo, helado, yogur)	Medicamentos y productos de cuidado personal.

Es posible que ciertos alimentos y artículos no siempre contienen alérgenos, pero la soja puede aparecer en lugares inesperados. Del mismo modo, si alguna vez no tiene claros los ingredientes de un artículo, consulte las etiquetas de los alimentos y no dude en preguntar.

Los estudios revelan que las alergias a la soya generalmente se manifiestan en las primeras etapas de la vida y desaparecen cuando el niño cumple tres años. Cuando tienen diez años, la mayoría de los niños que tienen alergia a la soja la habrán superado.

Alergia al trigo

El 1% de los niños en los Estados Unidos puede verse afectado por la alergia al trigo, que se observa con mayor frecuencia en niños pequeños. Según un estudio, cuando tienen 12 años, dos tercios de los jóvenes con alergia al trigo la superan. Sin embargo, algunas personas nunca superan la alergia al trigo que padecen durante toda su vida.

El sistema inmunológico de una persona alérgica al trigo produce anticuerpos IgE especializados que se adhieren a las proteínas del trigo cuando se exponen al trigo. Esta unión desencadena reacciones del sistema inmunológico y su gravedad puede variar de moderada a grave.

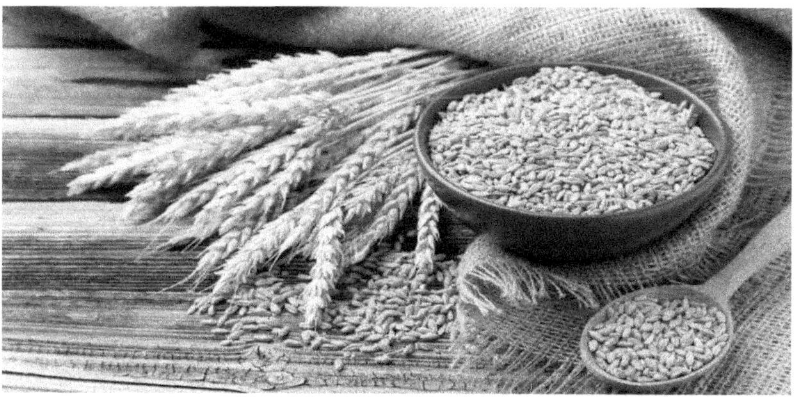

Aunque ambas son reacciones alimentarias desfavorables, la enfermedad celíaca y la alergia al trigo tienen causas subyacentes bastante diferentes. Una respuesta inmune desfavorable (mediada por IgE) a las proteínas del trigo causa alergia al trigo, que puede manifestarse como síntomas de alergia clásicos en el sistema respiratorio, el tracto gastrointestinal, la piel y, en casos graves, anafilaxia.

Un tipo de enfermedad autoinmune es la enfermedad celíaca. El gluten hace que el cuerpo cree anticuerpos, que a su vez provocan inflamación y daño al revestimiento del intestino delgado. El sistema gastrointestinal participa en varios síntomas (p. ej., diarrea, estreñimiento, pérdida de peso, dolor de estómago e hinchazón). Las erupciones cutáneas y las afecciones provocadas por déficits dietéticos son ejemplos de síntomas adicionales. Al igual que la alergia al trigo, la prevalencia mundial estimada de la enfermedad celíaca es del 1%.

Para evitar problemas tanto inmediatos como a largo plazo, es fundamental colaborar con su médico para obtener un diagnóstico preciso.

Neutralización de la reacción alérgica al trigo

Una reacción alérgica al trigo puede causar síntomas modestos como urticaria o síntomas graves como anafilaxia. De manera impredecible, incluso cantidades muy pequeñas de trigo pueden provocar una reacción alérgica.

Lleve siempre consigo un dispositivo de inyección de epinefrina si tiene alergia al trigo. La principal línea de tratamiento para la anafilaxia es la epinefrina.

Abstenerse de comer alimentos que puedan incluir trigo (a continuación se muestran algunos)

Es fundamental que se mantenga alejado del trigo y de cualquier cosa que contenga trigo para evitar una reacción. Antes de consumir cualquier cosa que no hayas cocinado tú mismo, revisa siempre las etiquetas de los alimentos e infórmate sobre los ingredientes.

El grano más consumido en Estados Unidos es el trigo. Todos los demás cereales comunes, con la posible excepción de la cebada, rara vez son alergénicos para los pacientes con alergia al trigo. Todavía tienes una gran variedad de comidas para elegir, pero la fuente de grano debe ser algo distinto al trigo. Busque cereales adicionales como tapioca, amaranto, centeno, maíz, avena, quinua y cebada.

La mejor harina para hornear suele ser una mezcla de harinas sin trigo. Prueba diferentes mezclas para determinar cuál te da la textura deseada.

Dentro de la lista de ingredientes o en una declaración separada "Contiene" en el empaque, el trigo es uno de los ocho alérgenos principales que la ley federal exige que se indique en lenguaje sencillo en los alimentos envasados que se venden en los Estados Unidos. Debido a esto, determinar si un alimento contiene trigo es sencillo.

Se deben evitar los productos que contengan trigo o cualquiera de los siguientes ingredientes:

Migas de pan	Bulgur	extracto de cereales
trigo club	cuscús	harina de galleta
Situación	Escandinavo	Todo el tiempo
Harina	farro	Freekeh
Mano®	Pasta	yo discuto
Sémola	Espelta	triticale
trigo germinado	Gluten de trigo vital	trigo germinado
Hidrolizado de salvado de trigo	Proteína de trigo hidrolizada	bayas de trigo integral
Aceite de germen de trigo	Aislado de proteína de trigo	bayas de trigo integral
Harina (para todo uso, pan, pasteles, trigo duro, enriquecida, integral, rica en gluten, rica en proteínas, instantánea, pastelería, con	Matzá, harina de matzá (también escrita como matzá, matzá o matzá)	Trigo (salvado, trigo duro, germen, gluten, hierba, malta, brotes, almidón) pasto de trigo

levadura, trigo blando, molida en acero, molida en piedra, trigo integral)		

NÓTESE BIEN: Debido a que no está relacionado con el trigo, el trigo sarraceno es seguro de consumir.

Los siguientes artículos incluyen ocasionalmente trigo:

Jarabe de glucosa	Soy sauce	Surimi
Almidón (almidón gelatinizado, almidón modificado, almidón alimentario modificado, almidón vegetal)	Alternativas a la carne a base de plantas	

Numerosas fuentes inesperadas de trigo

Pero	productos horneados	Mezclas para hornear
Cerveza	Dulce	galletas saladas
perritos calientes	Alimentos empanizados	Helado

Alimentos rebozados	Cereales de desayuno	Carne de cangrejo de imitación
Salsa marinara	Carnes procesadas	aderezos para ensaladas
empanadas de pavo	Patatas fritas	Pasteles de arroz
Salsas	Salchichas	Especias
sopas	Jugarmasa o plastilina	Artículos de cuidado personal (por ejemplo, cosméticos o productos para el cabello)
Los platos asiáticos pueden contener harina de trigo con sabor y forma que parezca carne de res, cerdo y camarones.	Las coronas de estilo rústico suelen estar decoradas con productos de trigo.	

Estos alimentos y productos no siempre contienen alérgenos, aunque el trigo puede aparecer en lugares inesperados. Lea las etiquetas de los alimentos una vez más, especialmente si no anticipa ver trigo con frecuencia. Pregunte si tiene alguna pregunta sobre los ingredientes de un producto.

Alergia a las nueces de árbol

Una de las alergias alimentarias más frecuentes tanto en niños como en adultos es la alergia a los frutos secos. Los seis tipos de frutos secos a los que los adultos y los niños informan con mayor frecuencia alergias son el anacardo, el pistacho, la nuez, la almendra, la avellana y la nuez pecana.

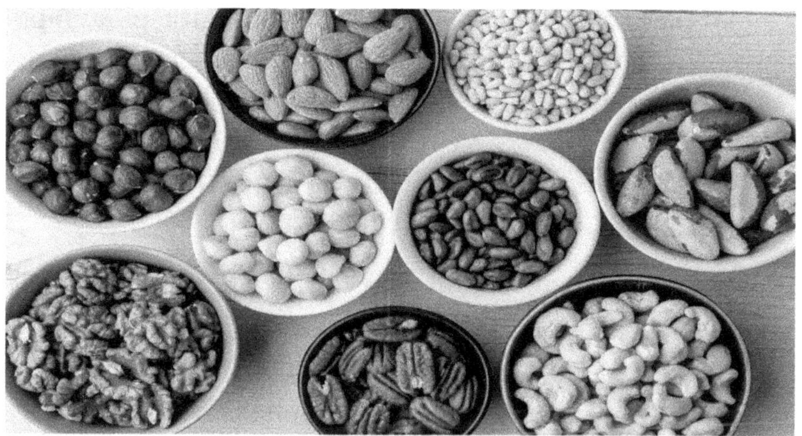

Una alergia a los frutos secos afecta aproximadamente al 50% de los niños que también tienen alergias a otros frutos secos. Aproximadamente dos tercios de las personas que tienen sensibilidad a los anacardos o nueces también tendrán sensibilidad a los pistachos o nueces. La mayoría de los niños que tienen alergia a las nueces no la superan.

Ciertos anticuerpos IgE producidos por el sistema inmunológico se adhieren a las proteínas de las nueces cuando una persona con alergia a las nueces está expuesta a esas nueces. Esta unión desencadena reacciones del sistema inmunológico y su gravedad puede variar de moderada a grave.

En los Estados Unidos, 18 tipos distintos de frutos secos deben etiquetarse en los alimentos envasados utilizando un lenguaje sencillo. Estos frutos secos no son lo mismo que el maní, que son legumbres subterráneas relacionadas con los frijoles y los guisantes, y solo el 40% de los niños con alergia a los frutos secos también tienen alergia al maní. Las semillas de asno, girasol, amapola y mostaza son alergias a semillas que no crecen en los árboles; por el contrario, los frutos secos sí lo hacen.

Neutralización de la reacción alérgica a las nueces de árbol

Los frutos secos pueden provocar anafilaxia, una reacción alérgica grave que puede ser mortal. Los frutos secos pueden provocar reacciones alérgicas graves en cantidades relativamente pequeñas, y las reacciones alérgicas pueden ser erráticas.

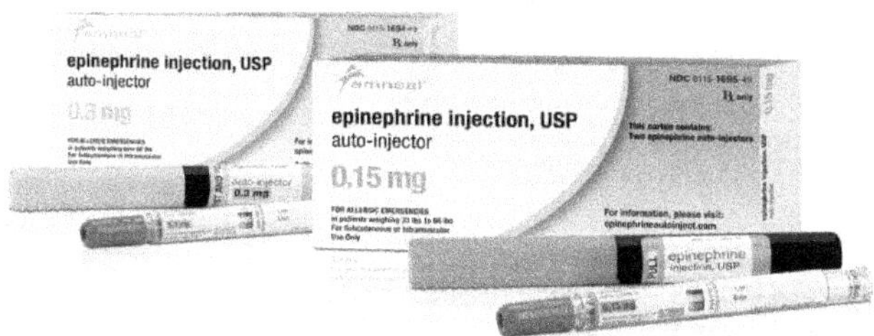

Lleve siempre consigo un dispositivo de inyección de epinefrina si tiene alergia a las nueces. La terapia principal para la anafilaxia es la epinefrina.

Abstenerse de comer alimentos que puedan incluir frutos secos (a continuación se muestran algunos)

Es fundamental que se mantenga alejado de todos los frutos secos y productos derivados de frutos secos para evitar sufrir una reacción.

Es más probable que sea alérgico a otras variedades de frutos secos si es alérgico a un tipo. Como resultado, su médico podría recomendarle que se mantenga alejado de todos los frutos secos. Es posible que le indiquen que no coma maní debido al mayor riesgo de contaminación cruzada con nueces durante la producción y el procesamiento. Su alergólogo debe abordar y evaluar más a fondo estas preocupaciones; tal vez sean necesarias pruebas de alergia específicas.

Según la ley federal, los frutos secos son uno de los ocho alérgenos principales que deben indicarse en inglés sencillo en los alimentos envasados que se venden en los Estados Unidos. Esta información debe incluirse en la lista de ingredientes o en una declaración separada "Contiene" en la caja. La casilla para los frutos secos debe especificar el tipo concreto. Esto simplifica la determinación de si un alimento contiene frutos secos.

Manténgase alejado de cualquier cosa que contenga nueces o cualquiera de los siguientes ingredientes:

Almendra	nueces artificiales	Hayuco

Anacardo	castaña	Coco
nuez de chinquapin	Avellana/avellana	Nueces de macadamia
nuez de Brasil	nuez de gingko	nuez de nogal
soy un loco	harina de nueces	carne de nuez
Pacana	pesto	nuez pili
Almendra garapiñada	Nuez	nuez de karité
Trozos de nuez	Pistacho	Pasta de mazapán/almendras
Leche de nueces (por ejemplo, leche de almendras, leche de anacardo)	Pasta de nueces (por ejemplo, pasta de almendras)	Aceites de nueces (por ejemplo, aceite de nuez, aceite de almendras)
Mantequillas de nueces (por ejemplo, mantequilla de anacardo)	Extracto de cáscara de nuez (saborizante)	Destilados de frutos secos/extractos alcohólicos
Lychee/lichi/nuez de lichi	Extracto de cáscara de nuez negra	Gianduja (una mezcla de chocolate y

	(saborizante)	nueces)
Piñón (también conocido como indio, pignoli, pigñolia,piñón, piñon and pinyon nut)	Extracto de nuez natural (por ejemplo, almendra, nuez, aunque los extractos artificiales generalmente son seguros)	Butternut (también conocido como nueces blancas; no calabaza)

Algunas fuentes inesperadas de frutos secos

Inesperadamente, el café aromatizado, los cereales, las galletas saladas, los bizcochos, los dulces, los chocolates, las barritas energéticas, los postres helados, los adobos, las salsas para barbacoa e incluso los embutidos, incluida la mortadela, incluyen proteínas de frutos secos.

Para quienes tienen alergia a los frutos secos, las heladerías, panaderías, cafeterías y algunos restaurantes (como los chinos, africanos, indios, tailandeses y vietnamitas) corren un alto riesgo. El riesgo de contacto cruzado es considerable, incluso si solicita un plato sin frutos secos.

Las lociones, los productos para el cuidado del cabello y los jabones contienen ocasionalmente aceites de frutos secos, como nueces y almendras.

Debido a que son tan duraderas, las cáscaras de nuez trituradas se pueden usar para hacer esponjas o cepillos "naturales".

También es aconsejable evitar las bebidas alcohólicas, ya que algunas de ellas podrían contener sabor a frutos secos. Es posible que deba comunicarse con el productor para averiguar si los saborizantes naturales y otros aditivos son seguros, ya que estas bebidas no están sujetas a regulaciones federales.

Tradicionalmente, el consumo de coco, que es la semilla de una fruta drupácea, no ha estado restringido a las personas alérgicas a los frutos secos. No obstante, la Administración de Alimentos y Medicamentos de los Estados Unidos comenzó a clasificar el coco como un fruto seco en octubre de 2006. En la literatura médica sólo se ha informado de una pequeña cantidad de reacciones alérgicas al coco; la mayoría de estos eventos incluyeron a personas que no eran alérgicas a las nueces.

No se han informado respuestas al aceite o la mantequilla de nuez de karité, y solo se ha documentado un ejemplo de alguien que respondió al aceite de coco. Por lo tanto, una respuesta a una de estas situaciones sería increíblemente inusual. Rara vez se han documentado respuestas alérgicas al aceite de argán, que se elabora a partir de la nuez del árbol de argán. En Marruecos, este plato se puede conseguir con frecuencia, aunque es poco común en Estados Unidos.

Las personas que tienen alergia al anacardo pueden ser más susceptibles a desarrollar alergia a la pimienta rosa (también conocida como pimienta brasileña, pimienta rosa, baya de Navidad y otros nombres). A diferencia de la pimienta negra común y las frutas con la palabra "pimiento" en sus nombres (como pimientos morrones, pimientos rojos o chiles), esta baya seca (Schinus, relacionada con el anacardo) se usa como especia.

NÓTESE BIEN: Aunque los alérgenos no siempre están presentes en ciertos alimentos y productos, es mejor tener cuidado. Es recomendable leer detenidamente las etiquetas de los alimentos y preguntar sobre los ingredientes antes de consumir cualquier cosa que no haya cocinado personalmente.

¿Desaparecerá alguna vez la alergia de mi hijo a los frutos secos?

La alergia a los frutos secos tiende a durar toda la vida. Las investigaciones muestran que alrededor del 9 por ciento de los niños con alergia a las nueces eventualmente superan su alergia con la edad.[1]

Los hermanos menores de niños alérgicos a los frutos secos pueden tener un mayor riesgo de sufrir enfermedad atópica. Cada caso es diferente y su médico puede brindarle orientación sobre las pruebas de alergia alimentaria para hermanos, si corresponde.

Alergia a los mariscos

Las alergias alimentarias más prevalentes en adultos y entre las más prevalentes en niños son las relacionadas con los mariscos. Alrededor del 2% de los estadounidenses declara tener alergia a los mariscos. Uno Las alergias a los mariscos suelen ser crónicas.

La reacción alérgica inicial ocurre en adultos en aproximadamente el 60% de las personas que tienen alergia a los mariscos.

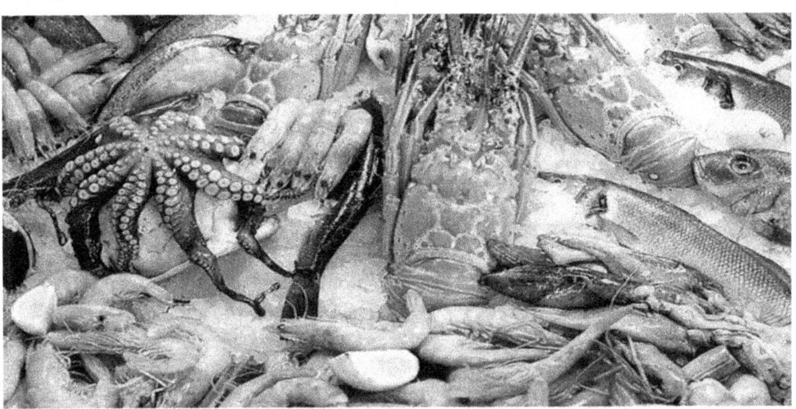

Ciertos anticuerpos IgE producidos por el sistema inmunológico de un individuo con alergia a los mariscos se adhieren a las proteínas de los mariscos cuando el individuo está expuesto a ellos. Esto activa el sistema inmunológico de la persona, lo que puede provocar síntomas de reacción leves o bastante graves.

Los mariscos se pueden dividir en dos categorías: moluscos/bivalvos (que incluyen almejas, mejillones, ostras, vieiras, pulpos, calamares, abulones y caracoles) y crustáceos (que incluyen camarones, langostinos, cangrejos y langostas). Más personas tienen alergia a los crustáceos que a los moluscos, siendo el camarón el alérgeno de mariscos más frecuente tanto en adultos como en niños.

Los mariscos no están estrechamente relacionados con el pescado con aletas. Si eres alérgico a uno, no necesariamente tienes que evitar el otro, sin embargo debes tomar precauciones para evitar que el pescado y el marisco entren en contacto. Tenga una conversación exhaustiva sobre este asunto con su alergólogo para asegurarse de que se implementen las restricciones dietéticas adecuadas.

Neutralización de la reacción alérgica a los mariscos

Los mariscos pueden provocar respuestas alérgicas graves y, en ocasiones, mortales (incluida la anafilaxia). Incluso cantidades mínimas de mariscos pueden provocar una reacción alérgica, que puede ser bastante impredecible.

Tenga consigo un kit de inyección de epinefrina en todo momento si es alérgico a los mariscos. La terapia principal para la anafilaxia es la epinefrina.

Abstenerse de comer alimentos que puedan incluir mariscos (a continuación se muestran algunos)

Evitar todos los mariscos y productos derivados de mariscos es crucial para prevenir una respuesta. Antes de consumir cualquier cosa que no hayas cocinado tú mismo, revisa siempre las etiquetas de los alimentos e infórmate sobre los ingredientes.

La mayoría de las personas con alergia a los mariscos también tienen alergias a otros tipos de mariscos. Generalmente, su alergólogo le desaconsejará comer cualquier tipo de marisco. Si desea consumir otros mariscos pero es alérgico a un tipo en particular, hable con su médico sobre la posibilidad de realizar pruebas de alergia adicionales.

Evite los restaurantes de mariscos ya que existe una gran posibilidad de contaminación cruzada entre los alimentos. Además, debes abstenerte de viajar a lonjas y manipular mariscos. Usted podría estar en riesgo si se encuentra en un área donde se cocinan mariscos, ya que el vapor puede contener proteínas de los mariscos.

Uno de los ocho alérgenos principales que, según la ley federal, debe indicarse en inglés sencillo en los alimentos envasados que se venden en los Estados Unidos es el crustáceo. Esta información debe aparecer en la lista de ingredientes o en una declaración separada "Contiene" en el paquete. También debe identificarse en el envase la variedad particular de crustáceo, como cangrejo o camarón. En los Estados Unidos, actualmente no es necesario etiquetar los moluscos y pueden aparecer en los alimentos sin previo aviso.

Evite los alimentos que contengan mariscos o cualquiera de estos ingredientes:

Percebe	Cangrejo	krill

Langostinos	Camarones (camarones, gambas)	Cangrejo de río (cangrejo de río, cangrejo de río,haber crecido)
Langosta (langosta de roca, langostinos, chinches de la bahía de Moreton, gambas, tomalley)		

Su médico puede recomendarle que evite los moluscos* o estos ingredientes:

Abulón	Berberecho	Calamar
Mejillones	Pulpo	ostras
Bígaro	Erizo de mar	Vieiras
Caracoles (caracoles)	Calamar	Pepino de mar
Buccino (concha de turbante)	Lapa (lapas, opihi)	Almejas (cherrystone, geoduck, littleneck, pismo, quahog)

Nota: El gobierno federal no exige que los moluscos se mencionen completamente en las etiquetas de los productos.

Los mariscos a veces se encuentran en lo siguiente:

Bullabesa	Tinta de sepia	glucosamina
Recursos pesqueros	Surimi	
Saborizante de mariscos (por ejemplo, extracto de cangrejo o almeja)	Caldo de pescado o salsa de pescado (a veces hecha con krill)	

¿Qué tal el yodo y la carragenina?

El "musgo irlandés" o carragenina no es lo mismo que el marisco. Las algas del mar rojo se utilizan para espesar, estabilizar y emulsionar una variedad de platos, incluidos los productos lácteos. Para la mayoría de las personas con alergias alimentarias, es seguro.

Debido a que se sabe que los mariscos incluyen el elemento yodo, en ocasiones se puede confundir la alergia a los mariscos y la alergia al yodo. Sin embargo, en quienes son alérgicos a los mariscos, el yodo no provoca la respuesta alérgica. Una proteína muscular conocida como tropomiosina es el principal alérgeno que se encuentra en los mariscos y es lo que desencadena una reacción alérgica. No necesita preocuparse por las reacciones cruzadas con el yodo o el material de radiocontraste si tiene alergia a los mariscos. El material de radiocontraste puede contener yodo y se utiliza en algunos procedimientos médicos radiográficos.

Alergia al pescado

En el 1% de la población estadounidense, una de las alergias alimentarias más frecuentes es el pescado con aletas. Los pescados a los que las personas informaron con mayor frecuencia reacciones adversas en un estudio fueron el bacalao, el salmón, el atún y el bagre.

La primera reacción alérgica al pescado ocurre en aproximadamente el 40% de los adultos alérgicos al pescado.

Cuando una persona con alergia al pescado se expone a esa especie en particular, ciertos anticuerpos IgE producidos por el sistema inmunológico se adhieren a las proteínas del pescado. Esto activa el sistema inmunológico de la persona, lo que resulta en una variedad de síntomas de reacción que van desde menores hasta graves.

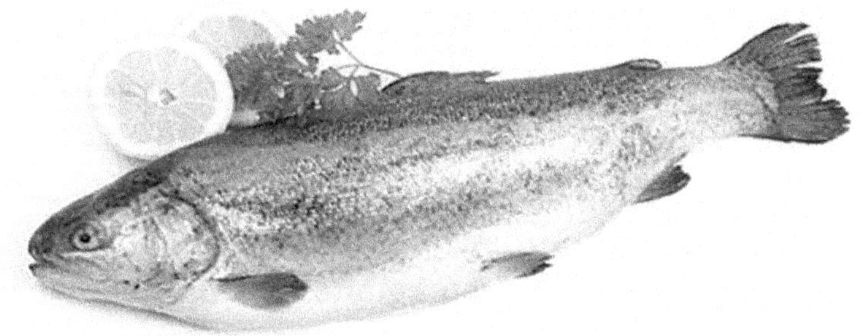

Los mariscos no están estrechamente relacionados con el pescado con aletas. Si eres alérgico a uno, no necesariamente tienes que evitar el otro, sin embargo debes tomar precauciones para evitar que el pescado y el marisco entren en contacto. Tenga una conversación exhaustiva sobre este asunto con su alergólogo para asegurarse de que se implementen las restricciones dietéticas adecuadas.

Neutralización de la reacción alérgica al pescado.

La anafilaxia y otras reacciones alérgicas graves son potencialmente mortales cuando las desencadenan los peces. De manera impredecible, incluso cantidades muy pequeñas de pescado pueden provocar una reacción alérgica.

Lleve consigo un kit de inyección de epinefrina en todo momento si es alérgico al pescado. La principal línea de tratamiento para la anafilaxia es la epinefrina.

Abstenerse de comer alimentos que puedan incluir pescado (a continuación se muestran algunos)

Evitar todo pescado y productos pesqueros es crucial para prevenir una respuesta. Antes de consumir alimentos que no haya cocinado personalmente, revise siempre las etiquetas y pregunte sobre los ingredientes.

La contaminación cruzada de los alimentos es una preocupación importante en los restaurantes de mariscos, así que evite ir allí. Ir a lonjas y manipular pescado son cosas adicionales que debes evitar hacer. El vapor de la cocción del pescado puede contener proteína de pescado, por lo que debes evitar cualquier lugar donde se prepare el pescado.

La mayoría de las personas que tienen alergia al pescado también la tienen en más de la mitad de los casos. Normalmente debes evitar cualquier pescado, según el consejo de tu alergólogo. Si desea comer otros pescados pero es alérgico a un tipo en particular, hable con su médico sobre las pruebas de alergia recomendadas.

El pescado, incluido en un lenguaje sencillo, ya sea en la lista de ingredientes o en una declaración separada "Contiene" en el empaque, es uno de los ocho alérgenos principales que la ley federal debe revelar en los productos envasados vendidos en los Estados Unidos. Debido a esto, determinar si un alimento contiene pescado con aletas es sencillo.

Los peces existen en más de 20.000 especies diferentes. Si bien no es una lista exhaustiva, las reacciones alérgicas frecuentemente se han relacionado con:

Anchoas	Bajo	Bagre
Bacalao	Platija	Agrupador
Eglefino	Merluza	Hipogloso
Trabajo Trabajo	arenque	Perca
Lucio	abadejo	Salmón
scrod	Único	pargo

Pez espada	Tilapia	Trucha
Atún		

Manténgase alejado también de estos productos pesqueros:

Aceite de pescado Saborizante de pescado	Gelatina de pescado, elaborada a partir de piel y espinas de pescado.	Palitos de pescado (algunas personas cometen el error de pensar que no contienen pescado real)

Numerosas fuentes de pescado inesperadas

Salsa de barbacoa	Bullabesa	Ensalada César y aderezo César
Caponata, una salsa de berenjena siciliana	Pescado o marisco de imitación o artificial (por ejemplo, surimi, también conocido como "patas de mar" o "palos de mar")	salsa inglesa

Si bien el pescado puede aparecer en lugares inesperados, los alérgenos no siempre están presentes en estos alimentos y productos. Una vez más, si alguna vez no tiene claros los ingredientes de un producto, lea las etiquetas de los alimentos y haga preguntas.

Alergia al sésamo

En los Estados Unidos, las alergias al sésamo ocupan el décimo lugar entre las alergias alimentarias tanto en niños como en adultos. En los España., el 0,23 por ciento de los adultos y niños tienen alergia al sésamo. Desde productos horneados hasta sushi, las semillas comestibles de la planta de sésamo son un elemento omnipresente en todas las cocinas. Durante los últimos 20 años, ha habido varios informes que sugieren un aumento global considerable en los casos de esta alergia.

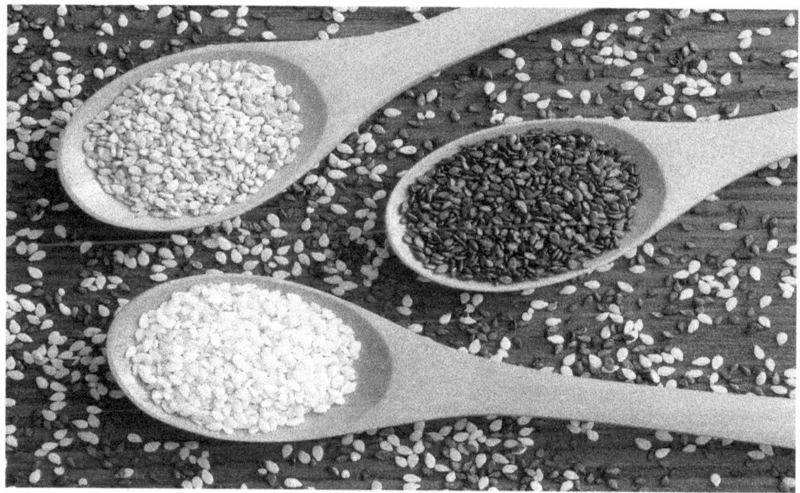

Ciertos anticuerpos IgE producidos por el sistema inmunológico de un individuo con alergia al sésamo se unen a las proteínas del sésamo cuando el individuo está expuesto al sésamo. Los síntomas de la reacción pueden variar de menores a graves como resultado de la activación del sistema inmunológico de la persona.

Se requirió que el sésamo figurara como una alergia importante en los alimentos envasados en los Estados

Unidos a partir del 1 de enero de 2023, y sus etiquetas deben estar en un lenguaje sencillo. Hasta que se agregue nuevo inventario, los productos fabricados antes de 2023 aún podrían incluir sésamo sin marcar, que permanecerá en los estantes de las tiendas.

Neutralización de la reacción alérgica al sésamo

Cada persona tiene un nivel diferente de sensibilidad al sésamo y las reacciones pueden ser inesperadas. Las reacciones alérgicas al sésamo pueden causar síntomas modestos como urticaria o síntomas graves como anafilaxia.

Si es alérgico al sésamo, lleve consigo una aguja epidural en todo momento. La principal línea de tratamiento para la anafilaxia es la epinefrina.

Abstenerse de comer alimentos que puedan incluir sésamo (a continuación se muestran algunos)

Es fundamental mantenerse alejado del sésamo para evitar una reacción. Se pueden utilizar numerosos nombres inusuales para las mismas sustancias.

Antes de consumir cualquier cosa que no haya cocinado personalmente, consulte siempre las etiquetas de los productos alimenticios y pregunte sobre los componentes.

Manténgase alejado de cualquier cosa que contenga sésamo o cualquiera de los siguientes ingredientes:

harina de sésamo	aceite de sésamo	pasta de sesamo
sal de sésamo	semilla de sésamo	sésamo
Halvá	Sémola	Si si
semillas de sésamo	Tahini, Tahina, Palo	A
Benne, semilla de benne, semilla de benniseed	Gingelly, aceite de gingelly	Gomasio (sal de sésamo)

Las investigaciones indican que la mayoría de las personas con alergias a proteínas alimentarias particulares pueden consumir aceites altamente refinados derivados de dichos alimentos sin ningún problema (el aceite de maní y de soja muy refinado son dos ejemplos). Las personas alérgicas al sésamo deben evitar el aceite de sésamo porque no es muy refinado.

Sésamo en Especias o Aromas

El sésamo puede incluirse sin estar declarado en componentes como sabores o mezclas de especias en alimentos envasados producidos antes del 1 de enero de 2023. Consulte por teléfono sobre los ingredientes y los procedimientos de fabricación del fabricante si no tiene claro si un producto puede contener sésamo.

Las recetas de aromas y mezclas de especias se consideran conocimientos confidenciales. Es posible que el fabricante no pueda proporcionar la lista completa de ingredientes. Pregunte si en su lugar se utiliza sésamo como ingrediente específico.

Alimentos que pueden contener sésamo

sopas	Sushi	tempeh
hamburguesas vegetarianas	pastel turco	Falafel
Margarina	hummus	Migas de pan
Pasteli (postre griego)	Carnes y embutidos procesados	Barritas proteicas y energéticas
Aderezos, salsas, adobos y salsas	Goma-dofu (postre japonés)	Hierbas y bebidas a base de hierbas.
Chips (como chips de bagel, chips de pita y chips de tortilla)	Galletas saladas (como tostadas melba y barras de sésamo)	Cereales (como granola y muesli)
Cocina asiática (el aceite de sésamo se utiliza habitualmente en la cocina)	Productos horneados (como bagels, pan, palitos de pan, bollos y panecillos	Salsas para mojar (como baba ganoush, hummus y salsa tahini)

	para hamburguesas)	
Arroces aromatizados, fideos, risotto, brochetas, guisos y salteados	Bocadillos (como pretzels, dulces, halvah, mezclas de bocadillos japoneses y pasteles de arroz)	

Estos alimentos y productos no necesariamente contienen alérgenos, pero el sésamo puede aparecer en lugares inesperados. Nuevamente, si tiene alguna pregunta sobre los ingredientes de un producto, lea las etiquetas de los alimentos.

En conclusión, el mejor método de tratamiento, control y prevención para combatir y frenar los padecimientos que nos imponen estos alimentos alérgicos es **abstinencia**. Y recuerde siempre que "su salud es su riqueza", así que tome en serio el cumplimiento de las reglas de abstinencia de los alimentos mencionados anteriormente, si alguno de ellos es el desencadenante de sus alergias. No más apuestas con nuestra salud.

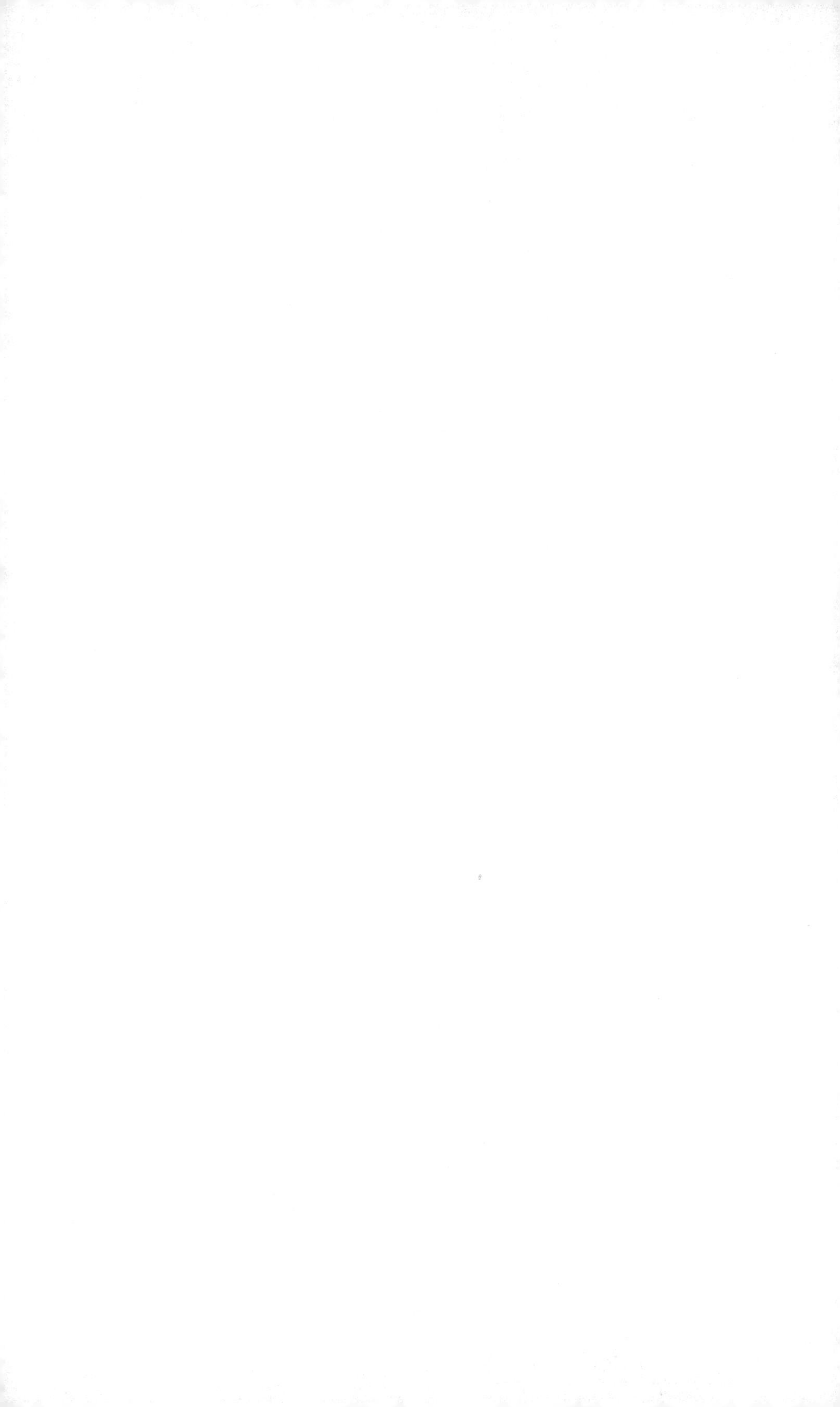